Abnehmen einmal anders:
Die 5-Elemente Diät

Beate Schnorrenberger

Abnehmen einmal anders: Die 5-Elemente-Diät

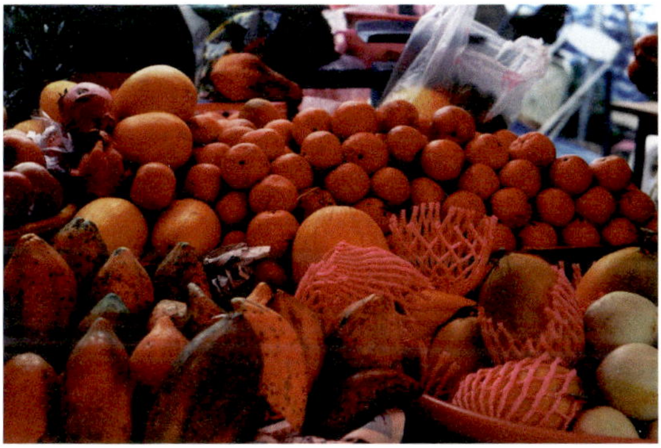

TRIAS

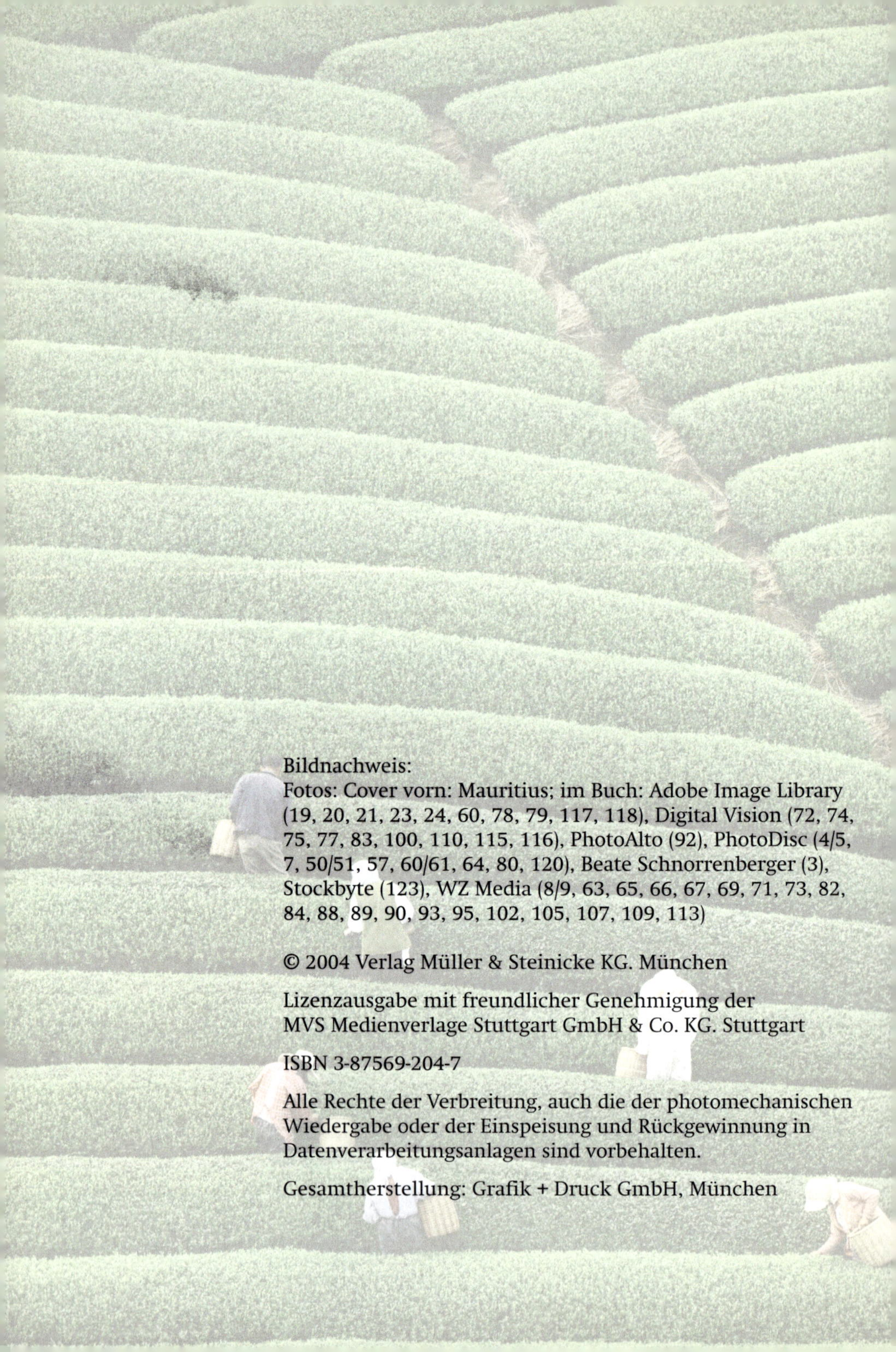

Bildnachweis:
Fotos: Cover vorn: Mauritius; im Buch: Adobe Image Library (19, 20, 21, 23, 24, 60, 78, 79, 117, 118), Digital Vision (72, 74, 75, 77, 83, 100, 110, 115, 116), PhotoAlto (92), PhotoDisc (4/5, 7, 50/51, 57, 60/61, 64, 80, 120), Beate Schnorrenberger (3), Stockbyte (123), WZ Media (8/9, 63, 65, 66, 67, 69, 71, 73, 82, 84, 88, 89, 90, 93, 95, 102, 105, 107, 109, 113)

Lizenzausgabe mit freundlicher Genehmigung der
MVS Medienverlage Stuttgart GmbH & Co. KG. Stuttgart

ISBN 3-87569-204-7

Gesamtherstellung: Grafik + Druck GmbH, München

Inhalt

Vorwort **6**

Die fünf Elemente der chinesischen Medizin **9**
Was bedeutet ganzheitliches Abnehmen? 10
Die fünf Elemente – ihre Eigenschaften und organischen Entsprechungen 15
Die fünf Elemente und die Nahrungsmittel 18
Die fünf Elemente und die ihnen zugeordneten Lebensmittelgruppen 29
Die Organuhr und ihre physiologischen Entsprechungen 45

Abnehmen nach der 5-Elemente-Lehre **51**
Abnehmen aus der Sicht der westlichen und östlichen Medizin 53
Abnehmen, ohne zu leiden 55
Abnehmen mithilfe chinesischer Heilkräuter 59

Rezepte zum Abnehmen nach den fünf Elementen **61**
Frühstück 65
Hauptgerichte 80
Abendessen (Suppen) 98
Abendessen (Salate) 111
Zwei Desserts im Winter 121
Getränke 122

Kontaktadressen **127**
Register **128**

Vorwort

Abnehmen ist ein zentrales und modernes Thema in unserer Gesellschaft. Gibt es wirklich eine neue Diät oder erwartet man bei der 5-Elemente-Diät wieder nur abgezählte Kalorien und Verbote? Die „Vernunft-contra-Genuss-Speisepläne" herkömmlicher Diäten führen leider allzu oft in das gewohnte Essverhalten zurück. Abnehmen einmal anders, wie soll das gehen?

Wie bei anderen Diäten auch handelt es sich bei der 5-Elemente-Diät um eine Ernährungsweise, die von der alltäglichen abweicht. Zusammensetzung, Menge und Zubereitung der Mahlzeiten dienen der Vermeidung bzw. Behandlung von Krankheiten. Zentraler Punkt dieser Diät ist jedoch nicht ein strenger Speiseplan, sondern die grundlegende Beziehung zwischen dem spezifischen Charakter der Nahrung und Eigenschaften, die den Menschen in zeitlichen Bezug zu seiner Umwelt setzen, wie Jahreszeit oder Lebensalter. Diese Verknüpfungen können zu einer völlig neuen Anschauung zum Thema Essen verhelfen. Dabei wird deutlich, dass die Grenze zwischen Nahrungs- und Arzneimittel fließend ist.

Sie leiden vielleicht schon lange an Ihren ungesunden Essgewohnheiten, ein paar Pfunden zu viel und in manchen Situationen unter suchtartigen Essanfällen. In einer Diät nach der chinesischen Medizin liegt etwas anderes als strenge Essregeln, die es zu befolgen gilt. Es steckt darin die Verantwortlichkeit für das eigene Wohlbefinden, die Bewusstheit für die Natur und die aktuelle Jahreszeit. Essen nach der 5-Elemente-Lehre wird in den Gesamtzusammenhang „Leben" gestellt. Dieser Gesamtzusammenhang ist mit der Entfernung des Menschen vom Ursprung der Nahrung, d.h. von ihrer Entstehung und ihren Wachstumsbedingungen, verloren gegangen. Mit Entfernung des Menschen von den Gesetzmäßigkeiten der Natur, hat er auch das Gespür für die richtige Nahrung, die sein Körper zum jeweiligen Zeitpunkt braucht, verloren. Überlagert wurde dieser menschliche Instinkt durch den Überfluss der industriellen Gesellschaft, die mit massivem Werbeaufgebot für bestimmte industrielle Nah-

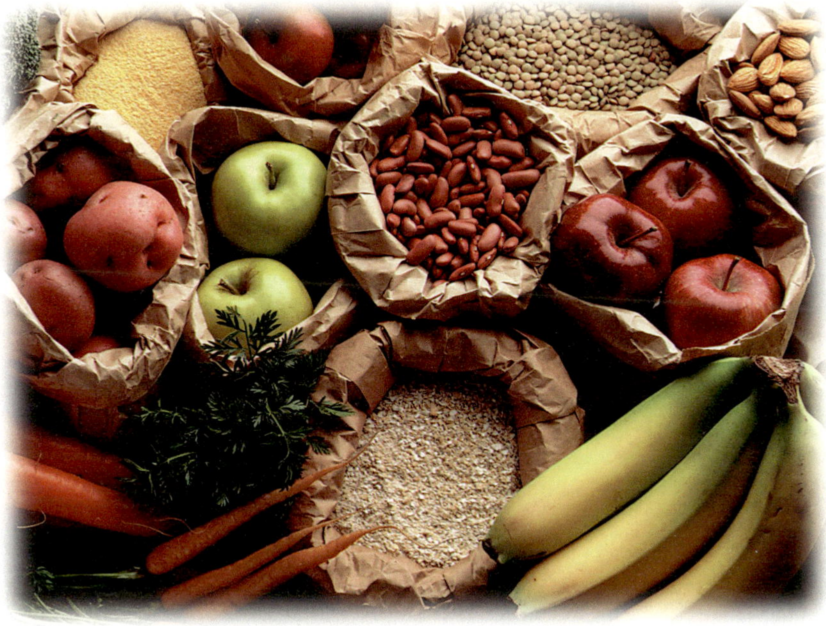

rungsprodukte einen lukrativen Markt für Modenahrungsmittel wie Coca Cola, Hamburger u.a. erschloss. Der Mensch verlernte dabei immer mehr seine Eigenschaft, die vorliegende, natürlich gewachsene Nahrung für sich zu bewerten und sie in Bezug zu seinem Körper zu setzen.

Nahrungsbedingte Zivilisationskrankheiten sind somit eine Folge von zerstörtem menschlichem Instinkt, für das, was der Organismus an Nahrung braucht. Genau diesen Instinkt will die 5-Elemente-Ernährung wieder wecken und sensibilisieren. Durch Beobachten der Reaktionen des Körpers auf die aufgenommene Nahrung, lernen wir einerseits unseren Körper besser kennen und bekommen darüber hinaus ein ganz neues bzw. altes Gespür für die Qualität von Nahrung.

Das macht diese 5-Elemente-Ernährung auch so erfolgreich und daher findet sie momentan auch in der westlichen Welt als ganzheitliche Ernährungsform eine solch enorme Resonanz.

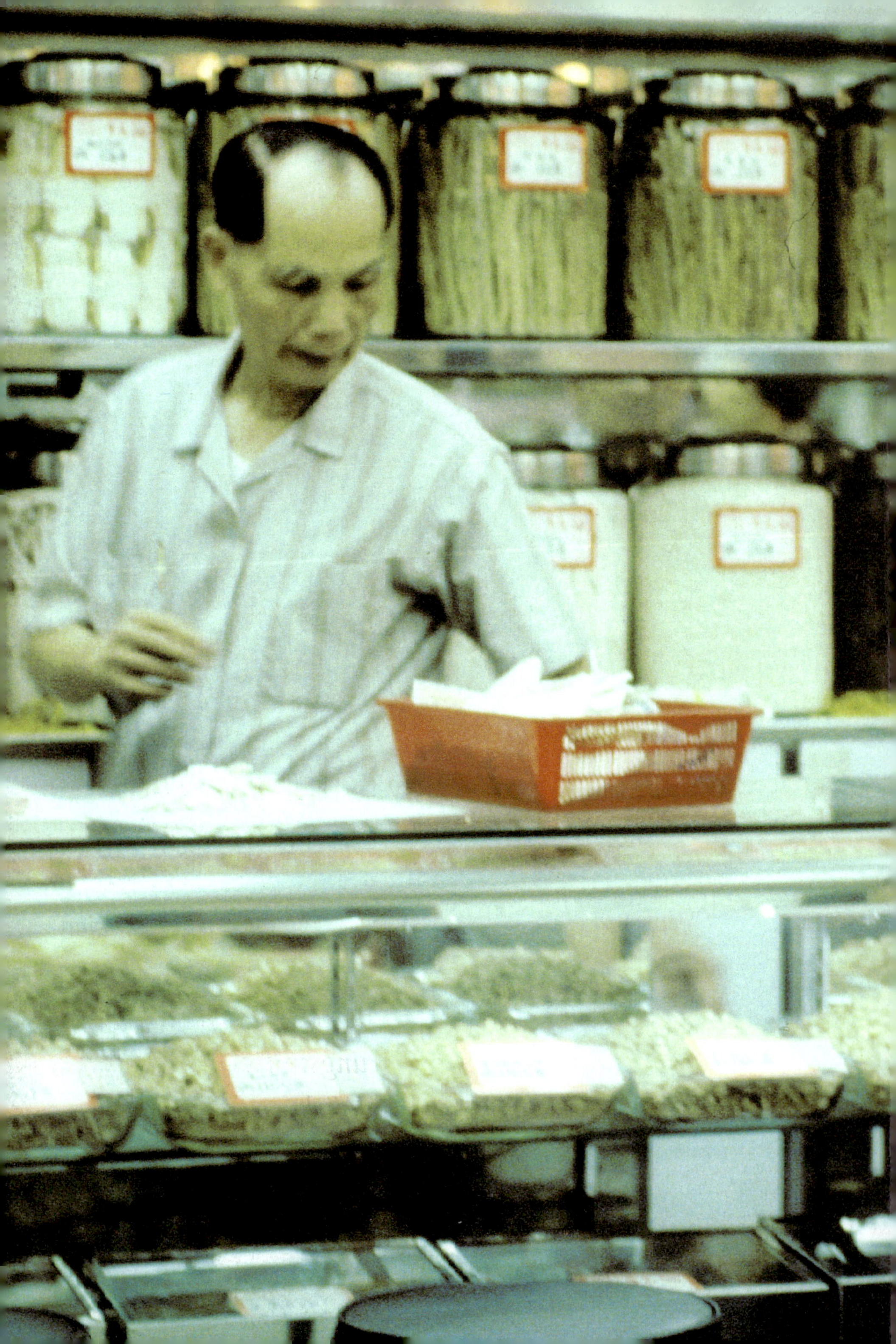

Die fünf Elemente der chinesischen Medizin

Beim Abnehmen nach ganzheitlichen Gesichtspunkten kann es nicht um das reine Zählen von Kalorien gehen, da dies Methoden der Diätformen sind, die alles nur nach Kaloriengehalt bewerten und die weiteren Eigenschaften von Nahrung nicht berücksichtigen. Bei einer Diät nach westlichen Prinzipien wird oft die Freude am Essen genommen, da sie immer mit einer gewissen Einseitigkeit (z. B. Kartoffeldiät, Ananasdiät) und dem strengen Quantifizieren von Kalorien verbunden ist. Die 5-Elemente-Lehre hingegen zählt weder Kalorien, noch misst sie den Fett- oder Kohlenhydratgehalt der Nahrung. Für sie ist jedes Nahrungsmittel etwas Ganzes mit spezifischen Eigenschaften und Wirkungen.

Durch den Verkauf von Diät- und Light-Erzeugnissen profitiert in erster Linie die Pharma- und Lebensmittelindustrie. Um so enttäuschter ist der Verbraucher, wenn sein Gewicht auch nach mehreren Diäten das Gleiche bleibt oder sogar noch ansteigt.

Grund für eine Gewichtszunahme nach Diäten ist die Umstellung auf eine geringere Stoffwechselaktivität während einer Reduktionskost. Man wird bei Reduktion der Kalorienzahl zu einem so genannten „guten Futterverwerter", der bei weniger Nahrungsangebot und Kalorien die gleiche Energie für den Körper bereithält. Bei anschließender Fortsetzung der Normalkost mit normaler Kalorienzahl kommt es dann zur Überladung des Körpers mit Kalorien. Der relative Überschuss an Kalorien wird nun in Körperfett angelegt und es kommt zur Gewichtszunahme. Und schon wird schweren Herzens die nächste Diät in Angriff genommen. Dies ist ein Teufelskreis, aus dem viele Diätgeschädigte nur schwerlich wieder herausfinden.

Was bedeutet ganzheitliches Abnehmen?

Wer auf ganzheitliche Weise abnehmen möchte, muss sein gesamtes Leben betrachten: die Jahreszeit, in der er sich befindet, den Beruf und das Privatleben mit seinem Tagesablauf und der damit verbundenen Lebensweise. Auch die Einschätzung der Zeit, die man für sich selbst hat, spielt dabei eine wesentliche Rolle. Das Bedürfnis nach körperlicher Bewegung und das, was man tatsächlich an Bewegung hat, sollte ebenfalls berücksichtigt werden. Es geht ja auch um den Körper als Ganzes und nicht nur um seine Verdauungsorgane und Fettpölsterchen.

Die fünf Elemente sind neben Yin und Yang die theoretische Grundlage der chinesischen Medizin. Neben der Akupunktur und Kräuterheilkunde gibt es in der chinesischen Medizin eine dritte therapeutische Säule: die chinesische Ernährungslehre. Diese Ernährungsform ermöglicht die Betrachtung der Nahrungsmittel nicht unter dem Gesichtspunkt der quantitativen westlich-naturwissenschaftlichen Methode, d. h. unter Analyse der Inhaltsstoffe und kalorimetrischer Bestimmung der Lebensmittel, sondern sie erfasst die Qualität des Lebensmittels, d. h. seine ganz spezifische Eigenschaft. Jedes Lebensmittel hat eine bestimmte thermische Wirkung, einen bestimmten Geschmack und eine bestimmte Wirkungsweise auf die inneren Organe. Nahrung kann dadurch zunehmend therapeutisch eingesetzt werden und es kann damit eine bewusstere Empfindung für unsere Nahrung entwickelt werden. Dieses bewusstere Empfinden für Nahrung hatte der Mensch im Altertum viel stärker als wir heute, da den Menschen spätestens mit der Trennung von Schulmedizin und Volksmedizin entscheidende ganzheitliche Aspekte der Nahrung und auch der Heilkräuter verloren gegangen sind. Erst heute – nach unendlich vielen wissenschaftlichen Studien und Forschungsarbeiten – ahnen wir die Komplexwirkung vieler Heilpflanzen, welche eben nicht auf nur einen Hauptwirkstoff reduziert werden können, den die pharmazeutische Industrie dann merkantil für sich zu nutzen vermag.

Das Gleiche gilt nach der chinesischen Ernährungslehre und Diätetik auch für die Nahrungsmittel. Sie sind weit mehr als protein-, kohlenhydrat-, fett-, mineralstoff und vitaminhaltig. Sie enthalten außerdem sekundäre Pflanzenstoffe, die physiologisch überaus günstige Effekte im Körper haben können und damit fast schon einem Arzneimittel ähnlich sind. Sie haben auch eine Neigung, zu kühlen oder zu wärmen, und können auf bestimmte Organe des Körpers positiv wirken.

Unter dieser Betrachtungsweise wird der Übergang zwischen Lebens- und Arzneimittel immer fließender. Das Wissen, dass alles in unserer Nahrung eine bestimmte Wirkung auf unseren Organismus hat, kann im täglichen Umgang mit unserer Nahrung hilfreich sein. Durch diese Bewertung der Lebensmittel und ihre Einteilung nach den fünf Elementen bekommt der Mensch ein anderes Gespür für Nahrung. Die „Entseelung der Nahrung“ – Massentierhaltung, Legebatterien, Gentechnologie, Denaturierung durch Farbstoff- und Konservierungsmittelzusatz, um nur einige moderne Phänomene der Lebensmittelindustrie zu nennen – wird damit in ihre Schranken gewiesen. Entscheiden Sie bewusst, wo und was Sie an Lebensmitteln kaufen! Auch die Herstellung bzw. die Anbauform der Nahrung ist zu berücksichtigen. Es wird bei der herkömmlichen Betrachtung von Nahrung einfach unterschlagen, dass unsere Lebensmittel aus anderem Leben stammen. Denn nur Leben kann Leben erzeugen. Dieses Leben sollte möglichst artgerecht und angemessen wachsen und leben dürfen, bevor wir es unserem Körper einverleiben. Dies wird sich in unserem Wohlbefinden niederschlagen. Dieser Aspekt ist bei einer Speisenauswahl nach ganzheitlichen Gesichtspunkten zu berücksichtigen.

Eigenverantwortlichkeit ist wichtig

Durch die Betrachtung der Nahrung nach den fünf Elementen erhält man ein wunderbares Handwerkszeug zur Gestaltung des eigenen Speiseplanes. Und man ist eigenverantwortlich, lernt allmählich wieder mehr auf seinen Körper zu hören. Fragen wie: Ist mir kalt? Ist mir heiß? Brause ich schnell auf? Bin ich eher etwas schwächlich? Bin ich oft müde? Habe ich oft Heißhunger auf Süßes? usw. werden nach der 5-Elemente-Lehre neben dem Aspekt „Ich bin hungrig" bei der Essensauswahl mit berücksichtigt. Unter Verwendung eines sehr alten und empirisch fundierten Wissens über die Natur und die daraus erzeugten Produkte kann jeder für sich wertvolle therapeutische Effekte erzielen.

Für Menschen, die abnehmen wollen, bedeutet dies, dass sie ihr unbewusstes Aufnehmen von wahllos zusammengestellter oder einseitiger Nahrung zugunsten eines bewussteren Umganges mit Nahrung umschulen müssen. Dabei steht die kalorische Betrachtung der Lebensmittel eher im Hintergrund. Vielmehr berücksichtigt man bei der Ernährung nach den fünf Elementen ein immerwährendes, allgemeingültiges Wissen um die Eigenschaften der einzelnen Nahrungsmittel. Dieses Wissen ging jedoch im Laufe der Zeit in unserer westlichen Welt verloren. Als die pharmazeutische Forschung noch nicht so weit fortgeschritten war, wurden in der Volksmedizin viel mehr Lebensmittel in ihrer gleichzeitigen Qualität als Heilmittel eingesetzt, als dies heute der Fall ist. Grund dafür ist nicht etwa ihre mangelnde Wirksamkeit, sondern vor allem die chemisch-pharmazeutische Industrie und die Lebensmittelindustrie, die mit immer mehr „neuen", d. h. technologisch veränderten, Produkten den

Käufer suchen. Mithilfe ausgeklügelter Werbung findet man solche Konsumenten auch. Natürlich ist die pharmazeutische Forschung von immenser Wichtigkeit. Jedoch gilt altes Volkswissen im 20. Jahrhundert eher als unwissenschaftlich (wohl eher als wenig profitabel, denn Löwenzahn zu pflücken ist recht preiswert) und dieses Wissen ist vergessen worden zugunsten des kurzen und teuren Ganges in die Apotheke.

Das Wissen um die natürlich heilenden Eigenschaften von Nahrung kann individuell von jedem Menschen eingesetzt werden. Dabei sind folgende Fragen in Bezug auf den Menschen zu berücksichtigen:

- Was bin ich für ein Konstitutionstyp (Yin- oder Yang-Typ)? aber auch:
- In welcher Jahreszeit befinde ich mich?
- Wo sind meine Schwachstellen im Körper (chronische Krankheiten, wiederkehrende Infekte etc.)?
- Welches Alter/Geschlecht habe ich?
- In welchen Situationen habe ich ein starkes Hungergefühl?

Weiterhin ist auch von Bedeutung, welche Farbe die Zunge hat und wie sich der Puls anfühlt. Ein normaler Zungenkörper ist hellrot. Ist die Zunge hell und blass, so deutet dies auf eine Yin-Erkrankung bzw. eine Kälte-Erkrankung hin. Ist die Zunge zunehmend gerötet, ist dies ein Hinweis auf eine Yang-Erkrankung bzw. eine Hitzestörung. Fangen Sie ruhig einmal an, Ihre Zunge mit der anderer Menschen zu vergleichen. Sie werden sehen, wie unterschiedlich so ein Zungenkörper aussehen kann.

Der Puls wird in der chinesischen Medizin von einem Arzt mit drei Fingern getastet und gibt Hinweise auf Störungen der inneren Organe.

Die fünf Elemente der chinesischen Medizin bieten ein in sich geschlossenes System zur Betrachtung der Nahrung. Es wird also bei dieser Diät eine Sensibilisierung für die Nahrung und den eigenen Körper erreicht, die länger anhalten wird als einseitige Diäten, die nur ein paar Wochen dauern. Die Rezeptvorschläge in diesem Buch bieten eine Starthilfe. Aber nach Lektüre des Buches wird jeder seine eigene Kreativität angesprochen wissen und meine Rezepte für sich weiterentwickeln.

Ganzheitlichkeit in der chinesischen Medizin

Was bedeutet Ganzheitlichkeit? Ganzheit entwickelt sich erst und wird nur verständlich durch den Fluss der Zeit. Der Mensch entwickelt sich aus einer winzigen befruchteten Eizelle, alle Körperorgane entstehen daraus. Und allein deshalb ist der menschliche Organismus eine organische Einheit, d. h., alle Organe bleiben zeitlebens miteinander in Wechselwirkung und sind ständig voneinander abhängig.

Die chinesische Medizin unterteilt das Körperinnere in fünf Speicherorgane und sechs Hohlorgane. Jedes dieser Speicherorgane steht über das Meridiansystem mit einem Hohlorgan in Verbindung. Das Meridiansystem wiederum schließt die Blutgefäße und Nervenbahnen ein.

So ist das Herz mit dem Dünndarm verbunden und es ist zuständig für die Blutgefäße. Der Schlüssel zum Verständnis des Herzens ist die Zunge, worunter vor allem die Sprache, d. h. das Reden, zu verstehen ist.

Die fünf Öffnungen an der Körperoberfläche

Herz	▶▶	Zunge
Lunge	▶▶	Nase
Milz	▶▶	Mund
Leber	▶▶	Augen
Nieren	▶▶	Ohren

Die Lunge steht in Verbindung mit dem Dickdarm, sie ist verantwortlich für die Körperbehaarung und der Schlüssel zum Verständnis liegt in der Nase. Die Milz steht über das Meridiansystem mit dem Magen in Verbindung, sie ist verantwortlich für die Muskeln und Extremitäten; der Schlüssel zu ihrem Verständnis sind Mund und Lippen. Die Leber steht mit der Gallenblase in Verbindung, sie ist zuständig für die Sehnen und der Schlüssel zu ihrem Verständnis sind die Augen.

Die Nieren stehen über die Meridiane mit der Blase in Verbindung, sie sind zuständig für die Knochen und der Schlüssel zu ihrem Verständnis liegt in den Ohren.

Wenn die inneren Organe nicht richtig funktionieren oder wenn sie Störungen ausgesetzt sind, so spiegelt sich das durch die Vermittlung des Meridiansystems stets an der Körperoberfläche wider. Die entsprechenden Körperöffnungen an der Oberfläche des Körpers geben diagnostische Hinweise darauf, dass im Körperinnern etwas nicht in Ordnung ist. Ebenfalls können Krankheiten durch die fünf Öffnungen bis ins Innere des Körpers gelangen und die inneren Organe schädigen.

Die ganzheitliche Verbindung zwischen Mensch und Umwelt

Dieser wichtige Aspekt des menschlichen Lebens beinhaltet, dass der Mensch eingebettet ist in die ihn umgebende Natur und in ständiger Wechselbeziehung mit der Umwelt lebt. So heißt es im Buch Su-Wen: „Das Leben des Menschen ist aus dem Chi des Himmels (Yang) und der Erde (Yin) gebildet und wird durch die vier Jahreszeiten beeinflusst. Der Himmel ernährt den Menschen mit den fünf Chi (Witterungseinflüssen), die Erde versorgt ihn mit den fünf Geschmacksrichtungen (Getreidearten).

Die fünf Elemente – ihre Eigenschaften und organischen Entsprechungen

Durch eingehende Betrachtung des Jahresablaufes werden die Jahreszeiten in ihren Hauptwirkungen unterschieden. Die Jahreszeiten wurden in China den fünf Urelementen zugeordnet: Holz, Feuer, Erde, Metall und Wasser. Neben Frühling, Sommer, Herbst und Winter kommt im traditionellen China noch eine fünfte Jahreszeit hinzu: die des Spätsommers.

Jede Jahreszeit bringt ein bestimmtes Klima mit sich und übt damit verbunden auch einen ganz bestimmten Einfluss auf den menschlichen Organismus aus. Dieser Einfluss kann dann schädigend sein, wenn der

Körper sich nicht gegen diese klimatischen Einflüsse zur Wehr setzen kann, d. h., wenn er aus seinem Gleichgewicht geraten ist.

So ist mit dem Element **Holz** der *Frühling* und die klimatische Erscheinung des Windes sowie die Farbe *Blaugrün* verbunden. Das Holz hat die Eigenschaft des *Wachsens* und der *Entstehung* und steht für das so genannte kleine Yang.

Wir alle kennen die Frühlingsstürme und das frische Grün der sprießenden Blättchen, das unsere Sinne für den Neuanfang weckt. Das Erwachen aus dem Winterschlaf beginnt und die Farbe Blaugrün, durch die Sonneneinwirkung in den Pflanzen angeregt, zeigt dieses Erwachen der Natur. Grüne Nahrungsmittel sind meist *sauer* und eher *erfrischend*. Das Maximum der Zuckersynthese in pflanzlicher Nahrung und damit der süße Geschmack kommt erst mit Einwirkung der Sommersonne. Daher wird dem Frühling geschmacklich auch das Saure zugeordnet, das die Säfte im Körper zusammenzieht und -hält und zugleich belebt. Der klimatischen Erscheinung des Windes entspricht das Speicherorgan *Leber*, die für alle so genannten Winderkrankungen mitverantwortlich ist. Hierbei geht es um Krämpfe, Schwindel, Hautjucken, Epilepsie oder Erkrankungen aus dem rheumatischen Formenkreis. *Wind*, als klimatische Erscheinung des Frühlings, ist immer etwas sehr Heftiges, Impulsives, genauso wie der *Zorn*, der als Gemütssymptom ebenfalls der (aus der Balance geratenen) Leber zugeordnet wird.

Auch in unserem Kulturkreis sind manche dieser Zusammenhänge nicht ganz unbekannt. So gibt es bei uns Redewendungen wie: „Sauer macht lustig“ (d. h., der Zorn einer überanstrengten Leber wird durch Saures gemildert), jemandem ist „eine Laus über die Leber gelaufen“ (d. h., er hat schlechte Laune bekommen) etc.

Nachdem die Natur genügend Biomasse in Form von Blättern, Gräsern und ersten Blüten gebildet hat, beginnt eine neue Jahreszeit: der *Sommer*. Das **Feuer** symbolisiert das große Yang, welches die Zeit der Reife beinhaltet. *Hitze* und *Helligkeit* sind jetzt in der Natur die maßgeblichen Klimaerscheinungen. Das *Herz* ist im Körper für den Transport von Wärme (über das Blut) verantwortlich. Deshalb wird das Herz dem Feuer zugeordnet. Das Herz wird übrigens auch in den meisten europäischen Symbolsprachen, z. B. der Astrologie, der Sonne zugeordnet. Die psychischen Entsprechungen des Feuers sind *Freude, Lust, Intelligenz* und *Intuition*. Hitze und Sonne können im Sommer das Herz-Kreislauf-System stark belasten und so ist es wichtig, den Körper durch Kopfbedeckung und kühlende Kleidung vor ihnen zu schützen. Feuer-Lebensmittel sind meist *rot* und *bitter* im Geschmack. Und auch hier stellt eine Redewendung die Verbindung zum Feuerelement her: „Was bitter dem Mund, ist dem Herzen gesund." Der bittere Geschmack leitet nach unten, trocknet aus und wärmt.

Dem Sommer schließt sich der *Spätsommer* an, der dem Element **Erde** zugeordnet ist. Er bringt die Feuchtigkeit mit, die nun in der Natur prägend wird. Man stelle sich vollreifes, saftiges Obst vor oder denke an die Zunahme der Niederschläge im Spätsommer. Die Farbe ist *Gelb*, der Geschmack ist *süß*, auch hier lässt sich über das Bild von reifem Obst der Bezug herstellen. Außerdem ist nun die Mitte zwischen Yang und Yin angesprochen, das große Yang verlässt die Natur, das kleine Yin hat aber noch nicht begonnen. Die Erde hat den Organbezug zu *Milz* und *Magen* und damit zum mittleren Erwärmer. Wichtigste Funktion von Milz und Magen ist in der chinesischen Medizin die Verdauung der Nahrung sowie das Befeuchten. Bestehen Störungen in Form von Durchfall oder Verstopfung, so ist dies meistens auf ein Ungleichgewicht im Zusammenspiel von Magen und Milz zurückzuführen. Daher sind Erd-Lebensmittel auch sehr wichtig, wenn es um eine gesunde Nahrungsverwertung und die Stärkung dieser Organe geht. Die Erde bringt als Gemütsbewegung das *Denken* und die *praktische Vernunft* mit sich.

Der *Herbst* ist dem Element **Metall** zugeordnet. Das kleine Yin nimmt nun zu, die Säfte der Natur ziehen sich in die Wurzeln zurück, reifes, nicht geerntetes Obst und Blätter trocknen aus und fallen zu Boden. Diese Jahreszeit ist gekennzeichnet durch ihre Trockenheit. Die *Lunge* und der *Dickdarm* sind das Organpaar, das dem Metall zugeordnet ist. Die Lunge kontrolliert den Sauerstoffaustausch mit der Umwelt und auch die Haut, die ja ebenfalls im Austausch mit der Umwelt steht. Der Geschmack ist *scharf* und die Farbe *Weiß*. Die emotionale Grundhaltung des

Elements Metall ist die *Traurigkeit*, aber auch die von Weisheit gestützte *Gerechtigkeit*.

Das **Wasser**element schließt den Kreis der fünf Elemente. Es ist nun *Winter* und das große Yin hat begonnen. *Niere* und *Blase* werden als Organe angesprochen. Die Niere ist das hauptverantwortliche Organ für die Aufrechterhaltung elektrolytischer Funktionen im Körper, sie übernimmt die Ausscheidung und Rückresorption von Salzen im Organismus. Daher ist die geschmackliche Zuordnung von Wasser auch *salzig*. Die Farbe ist *Schwarz bzw. Dunkelblau*. Die zugeordnete emotionale Grundhaltung ist die der *Angst*.

Die fünf Elemente und die Nahrungsmittel

In Bezug auf die Lebensmittel haben die Chinesen im Altertum jedem der fünf Elemente bestimmte Nahrungsmittel zugeordnet. So sind *grüne* und *sauer* schmeckende Lebensmittel dem **Holz** zugeordnet und damit für die Funktion von *Leber und Galle* unterstützend.

Rote und *bittere* Nahrungsmittel sind dem *Herzen* und dem *Dünndarm* zugeordnet, da sie das **Feuer**-Element ansprechen. *Gelbe* und *süße* Speisen sind *Milz und Magen* und der **Erde** zugehörig. *Weiße* und *scharfe* Nahrungsmittel wirken auf *Lunge und Dickdarm* und gehören damit zum **Metall**element. *Niere und Blase* unterstützt man mit *salzigen* und *schwarzen* Speisen und ordnet diese dem **Wasser**element zu.

Jede Jahreszeit bietet zudem die für sie typischen Nahrungsmittel. Im Frühjahr gibt es beispielsweise frischen Löwenzahn, Spargel und andere erste Erzeugnisse des Jahres. Im Sommer kommen dann frische Beeren auf den Tisch sowie das Gemüse der Region, das man wunderbar auf dem Wochenmarkt oder beim Biobauern kaufen kann. Im Spätsommer gibt es z. B. Äpfel, Pflaumen und die ersten Kürbisse, im Herbst Getreide, Federweißen, Kürbis, Kohl und im Winter all das Wintergemüse, das längere Zeit im Keller eingelagert werden kann, sowie (mit Salz) konservierte Produkte. Auch diese sollten jahreszeitgemäß in den Speiseplan eingebaut werden.

Gemüse und Obst der Saison wachsen natürlich nicht von ungefähr in einer bestimmten Jahreszeit. Sie enthalten wichtige Substanzen, die der Mensch in der entsprechenden Jahreszeit auch wirklich braucht. Deshalb ist es auch ratsam, die saisonalen Produkte mit in den Ernährungsplan aufzunehmen. So steht im Frühjahr beispielsweise die Entschlackung und Mobilisierung des Stoffwechsels im Vordergrund. Spargel oder auch Löwenzahnsalat aus jungen Trieben leisten bei dieser „Frühjahrskur“ einen wichtigen Beitrag.

Holz-Nahrungsmittel

Für das Element **Holz** ist neben der *grünen Farbe* der *saure Geschmack* charakteristisch. Alle Nahrungsmittel mit saurem Geschmack gehören deshalb in die Gruppe der Holz-Nahrungsmittel.

Obst, welches in reifem Zustand grün gefärbt ist und sauer schmeckt, ferner Salate, Gemüse und grüne Sprossen werden dem Holzelement zugeordnet. Primär entscheidet jedoch gemäß der chinesischen Arzneisystematik der Geschmack, welchem Element die Gemüse- oder Obstsorten angehören.

Ein Beispiel: Erbsen und Bohnen sind grün und haben demnach Holzcharakter, jedoch ist ihr süßer Geschmack dem Erdelement zugeordnet. Es handelt sich demnach um eine Mischform (Holz/Erde). Die geschmackliche Eigenschaft ist letztendlich eher ausschlaggebend für die Nahrungsmittelzuordnung als die farbliche. Man darf aber nicht vergessen, dass diese Klassifizierung nur eine Annäherung darstellt und dass durch spätere empirische Beobachtung jedem Nahrungsmittel, ähnlich wie einer Heilpflanze, ein genauer Organbezug nachgewiesen werden konnte, der nicht unbedingt nur dem Holzelement, d. h. Leber und Galle, entsprechen musste.

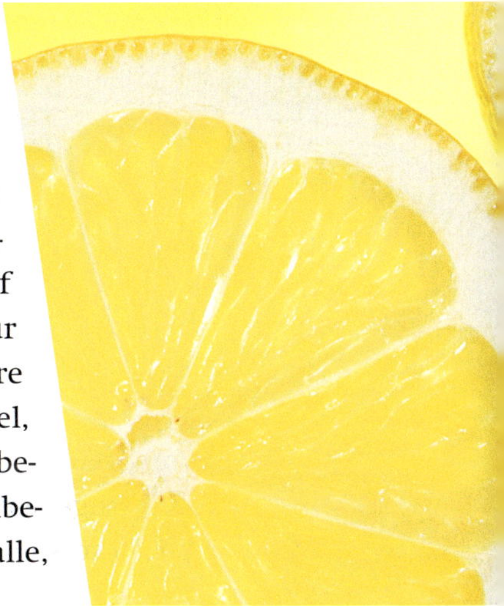

Zusätzlich ist noch die thermische Wirkung der verschiedenen Holz-Nahrungsmittel zu berücksichtigen. Grünkern ist beispielsweise warm, Dinkel und Weizen sind erfrischend. Alle diese Getreidesorten sind dem Holz-Element zugeodnet, d. h., sie wirken nach der 5-Elemente-Lehre fördernd auf Leber und Gallenblase.

Feuer-Nahrungsmittel

Nahrungsmittel mit *bitterem Geschmack* sowie Lebensmittel mit einem besonders „strengen" Eigengeschmack wie Ziege, Lamm, Buchweizen und Roggen gehören zum Element *Feuer*. Dem Feuerelement ist die Farbe *Rot* zugeordnet.

Rote Nahrungsmittel mit bitterem Geschmack sind u. a. Rosenpaprika, Radicciosalat oder auch Bitterliköre wie Campari. Primär ist auch hier der Geschmack für die Zuordnung zu einem der fünf Elemente ausschlaggebend. Rote Gemüsepaprika sind daher wegen ihres süßlichen Geschmacks dem Erdelement zugehörig, welches später besprochen wird.

Auch bei Feuernahrungsmitteln gilt die thermische Skala von Heiß bis Kalt, welche sie noch genauer klassifiziert. Unter die „kalte" Feuernahrung fallen z. B. alle bitteren Kräutertees. Bitter/kalt bewirkt im Organismus eine Bewegung nach unten, was bei Verdauungsproblemen (Dünndarm) hilfreich ist. Durch die kalte Wirkung der Bittertees (Schafgarben-, Wermut- oder Löwenzahntee) wird die Gallenblase entspannt, der Gallenfluss angeregt und „nach unten" geleitet.

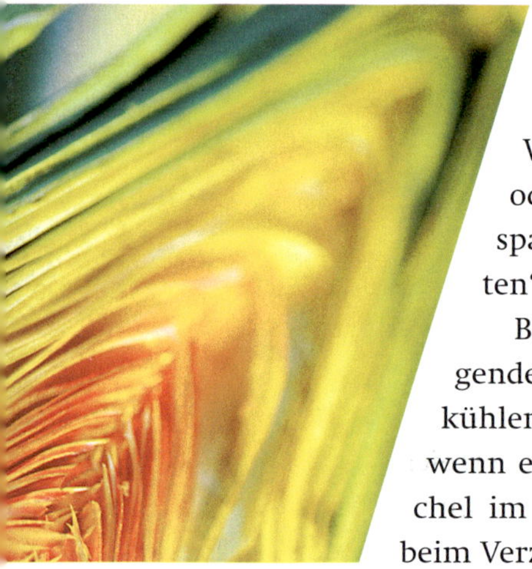

Bitter-erfrischende Gemüse helfen bei anstrengender geistiger Arbeit die Hitze im Herzen zu kühlen und die Säfte aufzubauen. Jeder kennt es, wenn er bittere Nahrung isst und spürt, wie der Speichel im Mund zu fließen beginnt; genau das passiert beim Verzehr von bitterer Nahrung im ganzen Körper.

Bitter-warme Nahrung, in zu großen Mengen genossen (Kaffee, Rotwein), führt hingegen zu einem Säftemangel und schließlich zu einer Hitze des Herzens. Die Funktionen des Körpers werden erschöpft, die Gefäße verhärten und Mangelerkrankungen wie Haarausfall und Osteoporose können begünstigt werden.

Kaffee sorgt für eine kurze Anregung der Körperfunktionen (Yang-Stärkung). In den meisten Fällen handelt es sich bei einem starken Bedürfnis nach Kaffee um einen Chi-Mangel der Milz (auf den später noch eingegangen wird) und der Nieren, den es jedoch grundlegender zu beheben gilt als durch eine kurzzeitige Tonisierung mittels Koffein.

Erd-Nahrungsmittel und Übergewicht

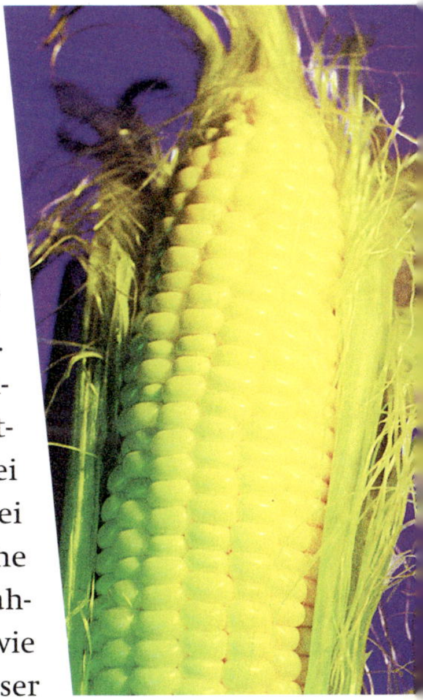

Erd-Nahrungsmittel sind *gelb* (Kürbis, Karotten, Kartoffeln) oder aber *braun* (Rohzucker). Wie aus der Tabelle ersichtlich, ist die Gruppe der Erd-Nahrungsmittel sehr umfangreich. Der süße Geschmack tonisiert die Milz, harmonisiert und befeuchtet den ganzen Organismus. Er stärkt den Körper, indem er Energie aufbaut, und regt die Säfteproduktion an. Durch diese Zufuhr von Säften und die damit verbundene Verlangsamung der energetischen Prozesse entspannt sich der Mensch. Dies wirkt sich vor allem bei Stress und damit auch im emotionalen Bereich aus. Bei Zufuhr von Erd-Nahrungsmitteln wird unsere Psyche stabilisiert, werden wir „geerdet“. Allerdings haben Nahrungsmittel, die industriell stark verarbeitet wurden, wie z. B. Cornflakes und ähnliche Getreideprodukte dieser Art, jene „erdenden“ Eigenschaften meist verloren.

Die Chi aufbauende Wirkung wird durch Getreide (Hirse, Mais, Gerste), süße Gemüse und bestimmte Fleischsorten erreicht. Getreide sind wertvolle Lebensmittel, da sie im Körper sehr langsam um- bzw. abgebaut werden. Isst man morgens um acht Uhr Getreide, so hat man für drei bis vier Stunden kein Hungergefühl. Deshalb ist diese Ernährung besonders unterstützend, wenn man sein Gewicht reduzieren möchte – und natürlich wesentlich gesünder und auch preiswerter als die „Sättigungsschlankmacher“, die man in jeder Apotheke kaufen kann.

Übergewicht gründet oft auf einem Chi-Mangel der Milz. Wenn man seine Ernährung auf Getreidemahlzeiten mit Gemüse und wenig Fettzugabe umstellt, sind erstaunliche Erfolge bei der Gewichtsreduzierung zu verzeichnen, ohne dass dabei der Organismus belastet wird.

Wichtig ist, auf die für den Körper schnell verfügbaren Kohlenhydrate zu verzichten. Schnell verfügbare Kohlenhydrate können sofort verdaut werden, belasten den Blutzuckerspiegel unnötig und werden bei Überangebot von Glukose in Fettdepots angelegt. Zu dieser Gruppe gehören Schokolade, Nudeln, Traubenzucker, Kuchen u. a. Sie haben den Nachteil, dass sie zwar schnell Energie liefern, aber auch schnell wieder verbrannt bzw. in Fett umgewandelt werden.

Die Folge ist bei einer raschen Verbrennung der Kohlenhydrate im Körper ein rasch wieder einsetzendes Hungergefühl und das Bedürfnis nach neuen schnell verfügbaren Kohlenhydraten. So entsteht die Süßigkeits-Sucht.

Daher ist es wesentlich vernünftiger, als ernährungsbewusster Mensch mit normalem Leistungspensum den Körper auf längere Zeit mit dem gleichen Quantum an Kohlenhydraten zu versorgen, die dann aber langsamer abgebaut werden. Diese Zeitverzögerung wird durch die im Getreide enthaltenen höher molekularen Kohlenhydrate (Stärke) und durch die vorhandenen Ballaststoffe (Faserstoffe) bewirkt. Grund dafür ist, dass Stärke vom Körper erst langsam in ihre Grundbausteine (Einfachzucker) zerlegt werden muss und dadurch der Blutzuckerspiegel keinen Belastungsmaxima ausgesetzt ist. Das haben auch westlich naturwissenschafliche Ernährungsstudien ergeben.

Natürlich braucht der Körper neben all der gesunden und ausgewogenen Ernährung ebenfalls immer ein gesundes Quantum an Bewegung und an Frischluft. Täglich 30 Minuten Bewegung (z .B. zu Fuß einkaufen gehen, Treppen steigen, Fahrrad fahren etc.), davon an drei Tagen mindestens 30 Minuten lang auch sportliches Training, sind schon ausreichend. Die effektive Fettverbrennung im Körper beginnt übrigens erst ab einer sportlichen Betätigung von über einer halben Stunde.

Metall-Nahrungsmittel

Scharfe Gemüse haben oft eine *weiße* Farbe. Dies ist zugleich die typische Kombination für **Metall**-Nahrungsmittel nach der chinesischen Heilkunde. Beispiele hierfür sind Radieschen, Rettich, Zwiebel und Lauch. Die Gemüse Blumenkohl, Sellerie und Schwarzwurzeln sind zwar weiß, werden aber wegen ihres süßen Geschmacks dem Erdelement zugeordnet.

Schärfe öffnet Blockaden im Körper, macht somit durchgängig und löst Stagnationen auf. Im Englischen bedeutet „hot" sowohl scharf als auch heiß. Dies deutet darauf hin, dass ein scharfer Geschmack oft mit wärmender Wirkung einhergeht. Die meisten scharfen Nahrungsmittel sind in der Tat innerhalb der thermischen Klassifizierung dem Heißen oder Warmen zugeordnet.

Die Kombination scharf/warm hat sich bei Erkältungskrankheiten sehr bewährt. Ein Kältezustand im Körper bewirkt immer eine Stagnation. Die Poren schließen sich dann und die Kälte sitzt regelrecht im Körper fest. Durch Schwitzen werden die Poren geöffnet und die Körpersäfte werden angeregt. Bei Erkältung empfehlen sich Ingwertee und heißer Alkohol. Die Mahlzeiten sollten sich aus Reis (zur Tonisierung der Lungen), Lauch und Zwiebeln sowie scharfen Gewürzen zusammensetzen.

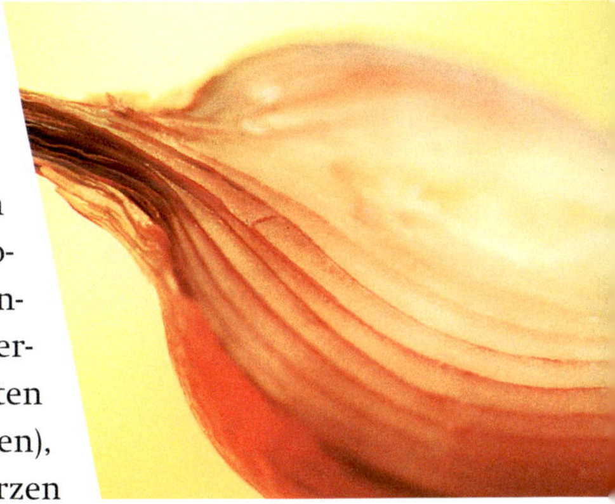

Ein Zuviel an diesen Nahrungsmitteln schwächt die gesunde Körperenergie und überhitzt die Organe, besonders Leber und Galle. Nach dem Zyklus der fünf Elemente („Metall zerstört Holz") bedeutet dies nach der chinesischen Ernährungslehre, dass Leber und Galle durch eine übermäßige Metallnahrung geschwächt werden können. Analoges gilt für die anderen Elemente und deren Entsprechung untereinander (siehe Tabelle „Der Zyklus der fünf Elemente"). Bei Bluthochdruck, Epilepsie, Schilddrüsenüberfunktion oder Schlaganfall sollte man Nahrungsmittel mit scharfem Geschmack in Maßen verwenden. Häufig haben Menschen mit einer Disposition zu diesen Krankheiten aus eigenem Empfinden heraus eine regelrechte natürliche Aversion gegenüber scharfem Essen.

Wasser-Nahrungsmittel

Dem Element *Wasser* ist der *salzige* Geschmack und die Farbe *Schwarz* zugeordnet. Wasser-Nahrungsmittel sind z. B. schwarze Algen und schwarze Sojabohnen sowie die meisten Fischsorten. Salzige Nahrungsmittel weichen auf, sie lösen Schleim und leiten nach unten.

Ein Zuviel an salzigen Lebensmitteln bewirkt eine Austrocknung und Verhärtung des Körpers. Auch auf psychischer Ebene ist diese Verhärtung durch den emotionalen Zustand der Gereiztheit spürbar. Menschen mit betont salzigen Ernährungsgewohnheiten brauchen einen Ausgleich, der dafür sorgt, dass der Körper wieder befeuchtet wird. Dies geschieht durch süße Nahrungsmittel. Süßes entspannt und befeuchtet, Salziges trocknet aus.

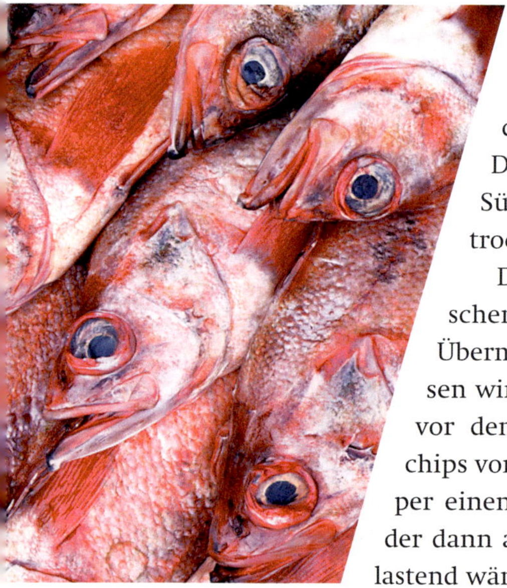

Diesem Wechsel setzen sich viele Menschen täglich unbewusst aus, weil zumeist ein Übermaß an dem jeweiligen Geschmack genossen wird (tagsüber die Tafel Schokolade im Büro vor dem Computer, abends die Tüte Kartoffelchips vor dem Fernseher). Besser wäre es, dem Körper einen geschmacklichen Mittelweg zu gönnen, der dann auch vom Kaloriengehalt her nicht so belastend wäre.

Salz ist thermisch betrachtet kalt. Durch die Wirkung, den Körper austrocknen zu können, erzeugt es einen Yin-Mangel und es kann zu Hitze-Symptomen in den Organen Niere, Leber, Gallenblase (siehe Tabelle „Der Zyklus der fünf Elemente") und auch im Herzen kommen. Salzig-warme Lebensmittel sind die meisten Fischsorten und Meeresfrüchte. Sie stärken das Yang der Nieren. Man achte ferner darauf, dass das verwendete Mineralwasser nicht zu mineralstoffhaltig ist, da es unter Umständen die Nieren belasten kann. In stärkerem Maße gilt dies für isotonische Sportlergetränke. Auch ein Zuviel an Natrium im Mineralwasser begünstigt Bluthochdruck, eine der typischen Zivilisationserkrankungen unserer Zeit.

Die Weiterentwicklung der fünf Elemente

Mittlerweile hat sich diese empirisch gewachsene und nicht zu unterschätzende Systematik der fünf Elemente jedoch erheblich verfeinert. Durch jahrhundertelanges Beobachten, Schmecken, Fühlen und Bewerten der Nahrung und nicht zuletzt durch die Dokumentation der Wirkung am Menschen musste bei vielen Nahrungsmitteln eine Verfeinerung der Zuordnung vollzogen werden.

So wirken einige Lebensmittel, die laut Farbe und Geschmack beispielsweise nur der Leber und Gallenblase zuträglich sein müssten, zugleich noch auf andere Organe. Andere Nahrungsmittel wirken, obgleich sie Farbe und Geschmack des Metallelementes haben, doch eher auf Niere und Blase und müssten also nach den fünf Elementen schwarz und salzig sein usw.

Mit der Zeit entstand die Zuordnung der Nahrung zu den Syndromen, d. h. den Organsystemen, der chinesischen Medizin. Man war sich im traditionellen China sicher, dass Nahrung immer auch eine therapeutische Wirkung hat und dies nicht nur den Heilmitteln vorbehalten bleibt. Heilmittel und Heilkräuter haben lediglich eine stärkere Therapiewirkung. Der bewusste Umgang mit der Nahrungsqualität kann daher präventiv eingesetzt werden: Er kann der Entstehung von Krankheiten vorbeugen.

Die fünf Elemente sind aber immer noch ein wertvoller Einstieg zur Klassifizierung und Wirkung der Nahrung. Für den Anfänger reicht dieses System durchaus, um sich über die Qualität der Lebensmittel zu informieren.

Die Wirkung der fünf Geschmacksrichtungen

Wichtig ist auch die Wirkrichtung der jeweiligen Nahrungsmittel: So steigt die Schärfe des Metallelementes eher nach oben, öffnet die Poren der Haut für den Schweiß und wirkt so an der Oberfläche.

Das Saure des Holzelementes wirkt zusammenziehend und die Säfte erhaltend. Das Element Erde mit dem süßen Geschmack wirkt Säfte spendend, Energie spendend, harmonisierend und den mittleren Erwärmer befeuchtend. Alles Bittere aus dem Feuerelement trocknet aus und leitet die Energie nach unten. Salziges bildet Säfte, leitet nach unten und gleichzeitig weicht es auf, da Salz immer Wasser anziehend wirkt.

Die fünf Elemente und die ihnen zugeordneten Speicher- und Hohlorgane

In der traditionellen chinesischen Medizin werden die inneren Organe des menschlichen Körpers dem Charakter der fünf Elemente zugeordnet:

Das **Holz** hat die Eigenschaft des Wachsens und der Entstehung. Die *Leber* übernimmt im Körper die Funktion der Beförderung und Ausscheidung. Aufgrund dieser funktionalen Analogie wird die Leber dem Holz zugeordnet. Das zugehörige Hohlorgan ist die *Gallenblase*.

Das **Feuer** hat als besondere Eigenschaft die Hitze. Das *Herz* ist im Körper für den Transport von Wärme (über das Blut) verantwortlich. Deshalb wird das Herz dem Feuer zugeordnet. Das zugehörige Hohlorgan ist der *Dünndarm*.

Das Element **Erde** ist im chinesischen Denken durch die Erzeugung und Umwandlung aller Dinge charakterisiert. Die *Milz* wird in der chine-

Übersicht über die fünf Elemente

Geschmack	Farbe	Element/ Jahreszeit	Speicher-/ Hohlorgan	Eigenschaft
sauer	blau-grün	Holz/ Frühling	Leber/ Gallenblase	bewahrt die Säfte, zieht zusammen
bitter	rot	Feuer/ Sommer	Herz/ Dünndarm	austrocknend nach unten leitend
süß	gelb	Erde/ Spät-sommer	Milz/ Magen	baut das Chi auf, verteilt, befeuchtet, entspannt
scharf	weiß	Metall/ Herbst	Lunge/ Dickdarm	löst Stagnation, leitet nach oben
salzig	schwarz	Wasser/ Winter	Nieren/ Blase	weicht auf leitet nach unten

sischen Medizin als „Ursprung von Entstehung und Umwandlung" bezeichnet. Somit ist dem Element Erde das innere Organ Milz zugeordnet. Diese ordnet und beherrscht die „erworbene Essenz". Das zugehörige Hohlorgan ist der *Magen*.

Der Charakter von **Metall** zeichnet sich durch Klarheit, Sauberkeit (und ggf. Schärfe) aus. Außerdem wurde im China des Altertums dem Metall eine auflösende und verbreitende Funktion zugesprochen. Die *Lunge*

Der Zyklus der fünf Elemente

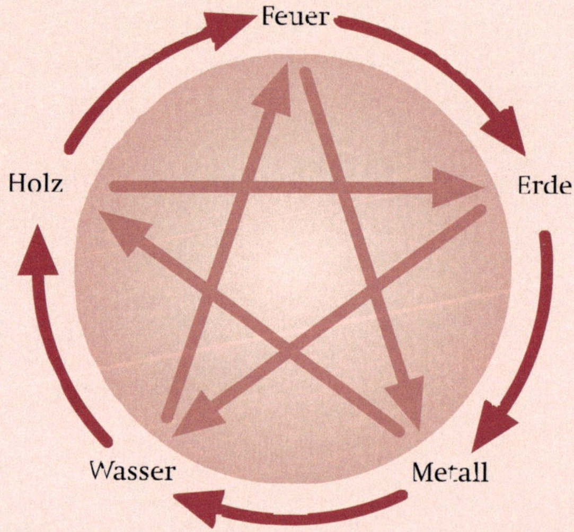

Die Reihenfolge der Erzeugung (Pfeile außen) der fünf Elemente ist:

- Holz erzeugt Feuer
- Feuer erzeugt Erde
- Erde erzeugt Metall
- Metall erzeugt Wasser
- Wasser erzeugt Holz

Ebenso existiert eine Reihenfolge der Unterdrückung (Pfeile innen) der fünf Elemente:

- Holz unterdrückt/durchdringt Erde
- Feuer schmilzt Metall
- Erde saugt Wasser auf
- Metall schneidet Holz
- Wasser löscht Feuer

hat die Funktion der Verbreitung und des säubernden Herabführens und auch hier ist eine Analogie in der Funktion nachzuvollziehen. Das zugehörige Hohlorgan ist der *Dickdarm*.

Die *Nieren* haben nach der chinesischen Medizin primär die Aufgabe, die „angeborene Essenz" zu speichern und das Wasser zu regulieren. Somit ist die Entsprechung zum Element **Wasser** gegeben. Das dem Wasser zugehörige Hohlorgan ist die *Blase*.

Die fünf Elemente und die ihnen zugeordneten Lebensmittelgruppen

Jedem der fünf Elemente können bestimmte Nahrungsmittel zugeordnet werden. Hier ist, wie bereits erwähnt, besonders auf den Geschmack und in zweiter Linie auf die Farbe des Lebensmittels zu achten.

Innerhalb einer jeden Lebensmittelgruppe der fünf Elemente gibt es darüber hinaus auch eine thermische Unterscheidung. Es gibt kalte, kühle bzw. erfrischende, neutrale, warme und heiße Nahrungsmittel.

Die Temperaturskala der Lebensmittel

Wie aus der vorangegangenen Übersicht zu ersehen ist, teilt die chinesische Ernährungslehre nach den fünf Elementen die Nahrungsmittel entsprechend ihrer thermischen Wirkung ein.

Es gibt dementsprechend folgende thermische Eigenschaften bei Nahrung:

- heiße,
- warme
- neutrale
- erfrischende
- kalte.

Holz-Nahrungsmittel

- **Warme Holz-Nahrungsmittel:**

Getreide:	Grünkern
Fleisch:	Huhn, Putenfleisch
Kräuter:	Essig, Petersilie

- **Erfrischende Holz-Nahrungsmittel:**

Getreide:	Dinkel, Weizen
Gemüse:	Sauerkraut, Sprossen, Essiggurken
Früchte:	saurer Apfel, Beeren, Orangen, Kirschen, Weintrauben
Fleisch:	Ente
Milchprodukte:	Dickmilch, Buttermilch, Mozarella-Käse, Kefir, Quark,
Getränke:	Fruchtsaft, Hagebuttentee, Früchtetee, Melissentee, Weißwein, Champagner, Weizenbier

- **Kalte Holz-Nahrungsmittel:**

Gemüse:	Sauerampfer, Tomate
Obst:	Ananas, Kiwi, Rhabarber, Zitrone
Milchprodukte:	Joghurt

Feuer-Nahrungsmittel

- **Heiße Feuer-Nahrungsmittel:**

Fleisch:	Hammel, Lamm, Schaf, Ziege, alle Sorten von Grillfleisch
Getränke:	Glühwein, Cognac, Grog, Bitterliköre

▶ **Warme Feuer-Nahrungsmittel:**

Getreide:	Buchweizen
Milchprodukte:	Schafskäse, Ziegenmilch, Ziegenkäse
Gewürze:	Beifuß, Mohn, Rosenpaprika, Oregano,
Getränke:	Bohnenkaffee, Kakao, Getreidekaffee, Rotwein

▶ **Neutrale Feuer-Nahrungsmittel:**

Gemüse/Salat:	Feldsalat, Rosenkohl, Ruccolasalat

▶ **Erfrischende Feuer-Nahrungsmittel:**

Getreide:	Roggen
Gemüse:	Artischocke, Chicorée, Eisbergsalat, Endivien, Löwenzahn, Kopfsalat, Oliven, Radiccio, Rote Beete

▶ **Kalte Feuer-Nahrungsmittel:**

Getränke:	grüner Tee, schwarzer Tee, Schafgarbentee, Löwenzahntee, Bier/Pils, Wermut

Erd-Nahrungsmittel

▶ **Heiße Erd-Nahrungsmittel:**

Kräuter:	Fenchelsamen, Zimt
Getränke:	Fencheltee

▶ **Warme Erd-Nahrungsmittel:**

Getreide:	Reis
Gemüse:	Fenchel, Kastanie, Kürbis, Süßkartoffel
Früchte:	Aprikose, Pfirsich, Süßkirsche, Rosinen
Nüsse/Gewürze:	Pinienkerne, Pistazien, Walnuss, Vanille
Getränke:	Honigwein, Likör, Likörwein

- **Neutrale Erd-Nahrungsmittel:**

Getreide:	Hirse, Mais
Gemüse:	Kohl, Bohne, Erbse, Möhre, Kartoffel, Rübe
Früchte:	Dattel, Feige, Pflaume, Traube
Fleisch:	Kalb, Rind, Schwein
Milchprodukte:	Ei, Butter, Sahne, Kuhmilch, -käse
Nüsse/Samen:	Erdnuss, Haselnuss, Kokos, Mandel, Sesam
Getränke:	Malzbier, Süßholztee, Traubensaft
Süßungsmittel:	Honig, Malz, Marzipan, Rohrzucker

- **Erfrischende Erd-Nahrungsmittel:**

Getreide:	Gerste, Hefebrot
Gemüse:	Aubergine, Austernpilz, Avocado, Blumenkohl, Brokkoli, Champignon, Chinakohl, Gurke, Mangold, Paprika, Schwarzwurzel, Sellerie, Spargel, Spinat, Zucchini
Früchte:	süßer Apfel, Birne, Honigmelone, Papaya
Kräuter/Gewürz:	Estragon
Nüsse:	Cashewnuss, Sonnenblumenkerne
Sojaprodukte:	Tofu, Sojamilch, Sojaquark
Speiseöle:	Olivenöl, Sesamöl, Sojaöl, Sonnenblumenöl, Weizenkeimöl
Getränke:	Apfelsaft, Gemüsesaft

- **Kalte Erd-Nahrungsmittel:**

Gemüse:	Gurke
Früchte:	Banane, Mango, Wassermelone

Metall-Nahrungsmittel

▶ **Heiße Metall-Nahrungsmittel:**

Kräuter/Gewürze:	Cayennepfeffer, Chili, Curry, Muskat, Nelke, Pfeffer, Piment, Sternanis, Tabasco
Getränke:	Korn, Whisky, Wodka, Yogitee

▶ **Warme Metall-Nahrungsmittel:**

Getreide:	Hafer
Gemüse:	Frühlingszwiebel, Lauch, Meerrettich, Zwiebel
Fleisch:	Fasan, Hirsch, Reh, Wildschwein
Milchprodukte:	Harzer Käse, Münsterkäse, Schimmelkäse
Kräuter/Gewürz:	Basilikum, Cumin, Dill, Ingwer, Kardamom, Knoblauch, Koriander, Kümmel, Liebstöckel, Lorbeer, Majoran, Schnittlauch, Senf
Getränk:	Reiswein, Sherry

▶ **Erfrischende Metall-Nahrungsmittel:**

Gemüse:	Kohlrabi, Radieschen, Rettich
Fleisch:	Gans, Pute, Truthahn
Kräuter/Gewürz:	Kresse
Getränk:	Pfefferminztee

Wasser-Nahrungsmittel:

▶ **Warme Wasser-Nahrungsmittel:**

Fisch:	Aal, Barsch, Forelle, Garnele, Hummer, Kabeljau, Lachs, Scholle, Languste, Miesmuschel, Shrimps, Sardelle, Thunfisch

- **Neutrale Wasser-Nahrungsmittel:**

Hülsenfrüchte:	Adzukibohne, Erbse, Linse, rote Sojabohne

- **Erfrischende Wasser-Nahrungsmittel:**

Hülsenfrüchte:	gelbe und schwarze Sojabohne, Kichererbse
Getreide:	Wildreis

- **Kalte Wasser-Nahrungsmittel:**

Hülsenfrüchte	Mungobohne
diverse Algensorten	
Fisch:	Austern, Kaviar
Kräuter/Gewürz:	Salz, Sojasauce
Getränke:	Mineralwasser

Doppelcharakter von manchen Nahrungsmitteln

Manche Lebensmittel haben auch einen Doppelcharakter und können nicht genau einem Element zugeordnet werden. Solche Beispiele sind:

Lauch:	(grüner Teil) Holz, (weißer Teil) Metall
Linsen:	Wasser/Erde
Rote Beete:	Feuer/Erde
Sellerie:	Wasser/Erde
Schwarzwurzel:	Wasser/Erde
Spargel:	Feuer/Erde
rote Paprika:	Erde/Feuer
Gurke:	Erde/Holz
Kichererbsen:	Wasser/Erde
Schweinefleisch:	Erde/ Wasser

Mehrere Faktoren sind bei der Zuordnung eines Lebensmittels zu einer dieser Gruppen dabei zu berücksichtigen, z. B.:

- Ein hoher Wassergehalt eines Lebensmittels weist auf eine abkühlende Tendenz hin. Gemüse, die mithilfe von Düngemitteln gezüchtet wurden, enthalten mehr Wasser. Sie sind deshalb abkühlender als unter biologischem Anbau gewachsene Gemüse und aufgrund des höheren Wassergehaltes auch weniger schmackhaft.
- Der Wachstumsort einer Nutzpflanze ist ebenfalls zu berücksichtigen, um sie in die Temperaturskala einzuordnen. Je stärker eine Pflanze der Sonne ausgesetzt war, um so abkühlender wirkt sie. Eine Orange, die in der Nähe des Äquators wächst, hat darum einen höheren Yin-Anteil als eine Orange, die in Südeuropa wächst. In heißen Ländern bieten die dort wachsenden Früchte den Menschen dadurch einen Ausgleich zur klimatischen Hitze. Wenn im kühlen Mitteleuropa dagegen die Menschen zu viele Südfrüchte essen, erzeugt dies innere Kälte. Vor allem im Winter kann das zu Erkältungskrankheiten führen.

Die thermische Wirkung von Lebensmitteln

Heiße Lebensmittel schützen vor Kälte

Beispiele dafür sind scharfe Gewürze wie Chili, Cayennepfeffer, Curry, Muskat, Pfeffer, Nelke und Zimt, hochprozentiger Alkohol und einige Fleischsorten wie z. B. Lammfleisch.

Alle diese Lebensmittel sind Yang steigernd und können einen Yang-Mangel, wie er durch Kälte verursacht wird, beheben.

Sind die Organe ausreichend mit Wärme versorgt, so können sie ihre Funktion ausüben und das Chi ist in Bewegung. Daher werden heiße Lebensmittel besonders in kalten Jahreszeiten verwendet, um einen Yang-Mangel auszugleichen.

Übermäßiger Verzehr von thermisch heißen Nahrungsmitteln kann den Körper jedoch auch in einen Yang-Zustand mit Yang-Fülle versetzen. Die Körpersäfte können dadurch austrocknen und ein Yin-Mangel wäre die Folge.

Warme Nahrungsmittel steigern die Leistungsfähigkeit

Warme Lebensmittel sind z. B. Ingwer, Knoblauch, Lauch, Zwiebeln und Rotwein. Menschen mit überwiegend sitzender Tätigkeit frieren häufig und steigern ihre Leistungsfähigkeit, wenn sie solche Lebensmittel verzehren. Durch die Aufnahme warmer Lebensmittel wird die Wärme im Körper erzeugt, die sonst durch Bewegung entstehen würde und der Ausscheidungsprozess von Schlacken und Giften wird regelrecht angekurbelt. Auch die Dauer des Kochvorgangs geht mit in die thermische Qualität eines Lebensmittels ein. Beispiele dafür sind: lang gekochte Fleisch- oder Hühnerbrühe.

Frauen leiden von ihrer Konstitution her eher unter Kältezuständen, da sie weniger Chi und Wärme besitzen, dafür aber mehr Säfte und Blut haben. Säfte und Blut entsprechen dem Yin und damit der Kälte. Gerade Frauen sollten aus diesem Grunde warme Lebensmittel in ihr Nahrungsrepertoire integrieren, um Kältekrankheiten vorzubeugen.

Auch für die Gruppe von warmen Nahrungsmitteln gilt entsprechend, dass ein übermäßiger Verzehr zur Disbalance führt. Dies erzeugt innere Hitze, Schweißausbrüche sowie Schlafstörungen. Die Folgen auf psychischer Ebene sind dann innere Unruhe, Hyperaktivität und Gereiztheit.

Neutrale Nahrungsmittel als Chi-Lieferant

Neutrale Nahrungsmittel bauen im Organismus vor allem das Chi auf. Lebensmittel, die einen süßen (natürlichen) Geschmack aufweisen, wie z. B. Getreide (Hirse, Mais), Möhren, Kartoffeln, Nüsse, Honig etc., haben solche neutralen Eigenschaften.

Getreide und Gemüse sind besonders in gekochtem Zustand wertvoll. Sie wirken durch den Kochvorgang wärmender als im Rohzustand (siehe oben) und die Nährstoffe sind leichter verdaulich und damit für den Körper besser verfügbar, wodurch Dünndarm und Dickdarm entlastet werden.

Die Ballaststoffe im Getreide haben die Fähigkeit, Gifte im Körper (z. B. Schwermetalle) zu komplexieren und über die Darmwege auszuscheiden.

Besonders Menschen, die unter Bewegungsmangel leiden („sitzende Berufe"), sollten häufig gekochtes Getreide und Gemüse genießen, um diesen Entgiftungsvorgang zu begünstigen.

Fleisch sollte dabei nur als kleine „Beilage" eine Rolle spielen. In größeren Mengen hinterlassen die in Fleisch und Innereien enthaltenen Proteine bzw. Purine mehr oder weniger toxische Abfallprodukte, die den Körper auf Dauer belasten. Folgeerkrankung kann u. a. die Gicht sein. Gicht ist eine der häufigsten Zivilisationserkrankungen der so genannten Wohlstandsgesellschaft, die durch Ablagerung von Harnsäurekristallen in den Gelenken entstehen kann. Die Kombination von Fleisch und Getreide hilft die Ablagerung von toxischen Abbauprodukten, die der Körper allein nicht mehr auszuscheiden vermag, im Gewebe zu verhindern.

Erfrischende Nahrungsmittel zur Tonisierung des Blutes

Bei Blut- oder Säftemangel ist es wichtig, die Säfte mit erfrischender Nahrung wieder aufzubauen. Viele Obst- und Gemüsesorten gehören zu dieser Gruppe, aber auch Milchprodukte wie Quark, Kefir und Buttermilch.

Da sich der Körper im Frühling und Frühsommer in einem Aufbau- und Regenerationsprozess befindet, sind erfrischende Nahrungsmittel vor allem zu diesen Jahreszeiten notwendig. Die Natur stellt diese auch reichlich zur Verfügung.

Deshalb soll an dieser Stelle auf einen bewussten Umgang mit Nahrungsmitteln hingewiesen werden: Viele Menschen leiden – gerade im Winter – unter ausgesprochenen Kälteerscheinungen, weil sie in dieser Jahreszeit zu viel Obst essen. Der hochgepriesene Vitamin-C-Bedarf kann auch durch andere Lebensmittel gedeckt werden und im Winter sollten diese auf jeden Fall gekocht sein. Auch Zitronen- oder Orangensaft bzw. andere Fruchtsäfte sollten im Winter „heiß" serviert werden. Der Vitamin-C-Gehalt bleibt trotz des kurzzeitigen Erhitzens ausreichend.

Man bedenke, dass viele „Mängel" unter denen wir angeblich leiden und die laut Arzneimittelwerbung mit diversen Pillen ausgeglichen werden sollen, letztlich nur der Pharmaindustrie zugute kommen, nicht aber uns! Bei unserer Versorgungslage in der westlichen Welt sind wir unter Normalbedingungen auf keine Vitaminergänzung angewiesen, da eine ausgewogene Ernährung für eine genügende Vitaminzufuhr sorgt.

Kalte Nahrungsmittel gegen Überhitzung

In vielen tropischen Ländern gelten Wassermelonen als hervorragendes Mittel, zu große Hitze im Körper zu regulieren. Sogar gegen Fieber werden sie als regelrechtes Lebensmittel-Antipyretikum (Fiebermedikament) eingesetzt.

Kalte Nahrungsmittel sind neben der Wassermelone z. B. Tomaten, Ananas, Gurken, Joghurt, Rhabarber, Zitronen sowie andere Südfrüchte. Im Sommer besteht bei uns das natürliche Bedürfnis, möglichst viele Nahrungsmittel mit Kältewirkung zu verzehren, um den jahreszeitlich bedingten Hitzezustand des Körpers auszugleichen. Doch besonders, wenn man diese Lebensmittel zusätzlich noch gekühlt zu sich nimmt, besteht für den Organismus die Gefahr eines Kälteschocks mit Yang- bzw. Chi-Schwäche des mittleren Erwärmers. So kann es zu einem Yang-Mangel der Nieren mit innerer Kältesymptomatik kommen, was typische Krankheitssyndrome bedingt.

Es ist daher sinnvoll die thermischen Eigenschaften der Nahrungsmittel bei der Nahrungszubereitung mit zu berücksichtigen. Besonders im Winter ist nach Möglichkeit der Verzehr von zu viel Joghurt oder Buttermilch zu vermeiden. Früchte wie Ananas, Zitrone, Banane oder Mango sollten eher etwas erwärmt werden, bevor sie gegessen werden. Dabei ist Ihre individuelle Kälteempfindlichkeit zu berücksichtigen. Besonders Frauen, die eher zum Frösteln neigen, werden mit einer „heißen Zitrone" oder einer gebratenen Banane im Winter eher etwas für ihre Gesundheit tun, als wenn sie diese Früchte ohne thermische Behandlung verzehren. Das Gleiche gilt auch für Rohkostteller, die von Frauen gerne bestellt werden, um möglichst kalorienarm zu essen. Unter Berücksichtigung der thermischen Eigenschaft eines Rohkosttellers ist diese Nahrung – gerade im Winter – für einen kälteempfindlichen Organismus belastend.

Die Thermik der Lebensmittel

- **Kalte Nahrungsmittel:**

Gemüse:	Tomate, Sauerampfer, Gurke, Spargel, Mungobohnensprossen, Algen.
Früchte:	Südfrüchte (Ananas, Kiwi, Banane, Zitrone, Mango), Rhabarber, Wassermelone.
Fisch:	Austern, Kaviar.
Gewürze/Kräuter:	Miso (Sojakäse), Sojasauce, Salz, Agar-Agar
Getränke:	Mineralwasser, grüner Tee, Bier, Eis
Milchprodukte:	Joghurt.

- **Kühle und erfrischende Nahrungsmittel:**

Getreide:	Mungobohne, Weizen, Gerste, Hirse, Sojasprossen, Tofu (Fermentationsprodukt von Soja).
Gemüse/Nüsse:	Artischocke, Aubergine, Avocado, Blumenkohl, Brokkoli, Champignon, Chicorée, Chinakohl, Eisbergsalat, Endiviensalat, grüner Kopfsalat, Löwenzahnsalat, Mangold, Olive, Paprika, Radiccio, Rote Beete, Sauerkraut, Schwarzwurzel, Sellerie, grüner Spargel, Sprossen, Zucchini, Cashewkerne, Sonnenblumenkerne
Früchte:	Apfel, Birne, Mandarine, Brombeere, Erdbeere, Heidelbeere, Honigmelone, Johannisbeere, Orange, Preiselbeere, Holunderbeere, Sauerkirsche, Stachelbeere, Pampelmuse/Grapefruit, Papaya.
Fleisch:	Ente, Gans, Pute, Truthahn.
Kräuter/Gewürze:	Salbei, Estragon, Kresse.

Getränke:	Fruchtsaft (z. B. Apfel-, Orangen-, Birnensaft), Weißwein, Weizenbier, Hagebuttentee, Pfefferminztee, Gemüsesaft, Champagner, Prosecco.
Milchprodukte:	Buttermilch, Kefir, Frischkäse, saure Sahne, Quark.

▶ **Neutrale Nahrungsmittel:**
Neutrale Nahrung baut die Lebensenergie auf und wirkt harmonisch auf den Ausgleich zwischen Yin und Yang. Wichtigster Lebensmittel-Vertreter ist das Getreide, das viele Ballaststoffe liefert, die sehr wirksam beim Abnehmen sind, da sie ein starkes Sättigungsgefühl vermitteln, ohne den Körper mit Kalorien zu belasten. Außerdem können Ballaststoffe Giftstoffe im Körper abtransportieren und haben sich in modernen Ernährungsstudien wirksam bei der Prävention von Dickdarmkrebs gezeigt.

Getreide:	Hafer, Reis, Mais
Gemüse/Nüsse:	Hülsenfrüchte (Erbse, Saubohne, Adzukibohne, Sojabohne, Linse), Erdnuss, Sesam, Mandel, Haselnuss, Kartoffel, Möhre, Kohlarten (Weißkohl, Rotkohl, Brokkoli), Pilze, Rüben.
Früchte:	Weintrauben, Feige, Dattel, Pflaume, Kokosnuss
Kräuter/Gewürze:	Safran.
Fleisch, Fisch:	Hase, Kalb, Rind, Schwein, Hering, Barsch, Karpfen.
Milchprodukte:	Butter, Käse, Kuhmilch, Sahne.
Getränke:	Malzbier, Traubensaft, Maishaartee*.

** Bezugsquelle siehe Adressteil*

▶ **Warme Nahrungsmittel:**

Gemüse:	Lauch, Fenchel, Kürbis, Zwiebel, Kartoffel, Paprika, Frühlingszwiebel, Knoblauch, Koriander (ganze Pflanze).
Getreide:	Süßreis, Buchweizen, Grünkern
Früchte:	Aprikose, Süßkirsche, Pfirsich, Rosine, Kastanie
Gewürze/Kräuter:	Essig, brauner und weißer Zucker, Muskat, Rosmarin, Petersilie, Vanille, Curcuma, Kakao, Mohn, Oregano, Rosenparika, Thymian, Wacholderbeeren
Getränke:	Kaffee, Kakao, schwarzer Tee, indischer Gewürztee, Rotwein, Kirschsaft, Likör, Honigwein (Met), Reiswein, Sherry
Fleisch/Fisch:	Hühnerfleisch, Fasan, Schaf/Lamm, Ziege, Reh, Hirsch, Wachtelfleisch, Rebhuhn, Aal, Garnele, Languste, Forelle, Hummer, Kabeljau, Lachs, Miesmuschel, Scholle, Shrimps, Sardelle, Thunfisch, Räucherfisch.

▶ **Heiße Nahrungsmittel:**

Fleisch/Fisch:	alle gegrillten Fleisch- und Fischsorten.
Getränke:	hochprozentige alkoholische Getränke (Korn, Whisky, Wodka, Cognac, Bitterlikör), Glühwein, Yogitee, Fencheltee, Ingwertee
Kräuter/Gewürze:	Zimt, Chilipulver, Ingwer, Gewürznelken, Curry, Muskat, Koriander, Pfeffer, Piment, Tabasco.

So kann man das thermische Verhalten durch Behandlung der Nahrungsmittel verändern

- Hitze führt man einem Lebensmittel zu durch: braten, backen, grillen, alkoholische Konservierung (Rumtopf), schmoren, frittieren (Pommes frites).
- Wärme führt man zu, indem man Lebensmittel kocht, in Wasser dünset oder in Dampf gart, schmort, Kompott bereitet.
- Kühle und Kälte führt man zu durch: kochen mit erfrischenden Lebensmitteln (Früchten, Sojasprossen, Fruchtsäften), in Wasser einlegen, kühlen im Kühlschrank, gefrieren und als Eis servieren (Zitronensorbet ist damit ein sehr kaltes Lebensmittel), eisgekühlte Getränke.

Warum es besser ist, in heißen Regionen bzw. in der heißen Jahreszeit heiße Getränke zu sich zu nehmen

Die beste Abkühlung für den Körper ist das Schwitzen und die Entstehung der so genannten Verdunstungskälte auf der Hautoberfläche. Nimmt man im Sommer heiße Getränke zu sich, so öffnen sich die Poren der Haut und der Schweiß kann nach außen treten und verdunsten. Somit ist eine optimale Kühlung des Körpers gewährleistet. Kalte Getränke hingegen blockieren den Schweißfluss und verschließen die Poren. Es kann einen regelrechten Kälteschock durch die eiskalten Getränke geben und ein Hitzestau im Organismus ist die Folge.

Die Wirkrichtung der thermischen Eigenschaften

Nahrung kann unter Berücksichtigung ihrer Thermik im Körper physiologisch eine bestimmte Wirkrichtung besitzen. Einfach nachvollziehbar ist dies bei scharfer Nahrung aus dem Metallelement. Scharfer Senf, Meerrettich oder rohe Zwiebeln heben nach oben, wirken durch das Öffnen der Poren nach außen und treiben den Schweiß an die Hautoberfläche. Ist die Nahrung zusätzlich noch von der thermischen Eigenschaft her heiß, so wirkt sie noch mehr an der Oberfläche und schützt den Körper so vor dem Eindringen von Kälte. Beispiele hierfür sind die typischen Weihnachtsgewürze wie Nelken oder Anis sowie Pfeffer und der Yogitee.

Kühle, salzige und neutrale Nahrung wirkt nach unten. Hier kann die Wirkung sehr tief im Körper stattfinden, wenn das Lebensmittel einen besonders starken bitteren oder salzigen Geschmack hat.

Die Farben der Nahrung

Um eine ausgewogene Nahrung zusammenzustellen, wurde früher in China so gekocht, dass je eine Nahrungskomponente pro Element nacheinander in einen Topf oder in eine Pfanne gerührt wurde. So folgte auf ein grünes/saures Lebensmittel für Holz ein bitteres/rotes für Feuer, danach ein gelbes/süßes Lebensmittel als Erdelement usw. Die Reihenfolge der Zugabe jeder Zutat ist aus heutiger Sicht nicht mehr ganz so wichtig. Sie hilft aber, das Wesen jeder einzelnen Zutat besser zu verstehen, denn jede Farbe und jeder Geschmack hat ja einen organischen Bezug und erzeugt nach der Fünf-Elemente-Lehre das darauf folgende Element.

Dass die Farbvielfalt der Nahrung ihre Berechtigung hat, wird durch die moderne Lebensmittelanalytik belegt, die auf die physiologische Wirkung der natürlichen Farbstoffe, der so genannten sekundären Pflanzenstoffe der Nahrung, aufmerksam macht.

Die wichtigsten natürlichen Farbstoffe als sekundäre Pflanzenstoffe in der Nahrung sind:

- **Chlorophyll:** Das Chlorophyll ist für die **grüne** Farbe in Blättern, Gräsern, unreifen Früchten und Gemüsen verantwortlich. In epidemiologischen Studien wurde die tumorhemmende Wirkung von grünem Gemüse u. a. auf die Anwesenheit von Chlorophyll zurückgeführt.
- **Flavonoide** sind je nach chemischer Struktur **farblos, gelb, rot, violett oder blau**. Ihre Wirkung ist sehr vielfältig, da sie eine Reihe von Enzymen hemmen können und u. a. die Wirkung von Vitamin C potenzieren können, diuretisch und spasmolytisch wirken sowie die Kapillarpermeabilität der Gefäße herabsetzen können. Sie kommen in

einigen Zitrusfrüchten (Apfelsinen und Zitronen), aber auch in anderen Obstsorten. Zu den Flavonoiden gehören auch die Anthozyanine. Anthozyanine finden sich häufig in Blütenpigmenten, aber auch in Auberginen, Radieschen, Rotkohl, roten Zwiebeln sowie in vielen Obstsorten (Apfel, Birne, Heidelbeere, Kirsche, Pfirsich, Pflaume, Sauerkirsche, Brombeere, Himbeere, Erdbeere, Johannisbeere, Weintraube, Apfelsine, Banane, Feige, Passionsfrucht). Die Hauptfarbe der Anthozyanine ist Rot, Violett oder Blau. Für die Gesamtgruppe der Flavonoide gilt, dass sie eine antikarzinogene Wirkung haben und damit der Krebsentstehung im Körper entgegenwirken.

- **Karotinoide:** Der **gelbe bis orangerote** Farbstoff findet sich beispielsweise in Möhren, Eiern, Tomaten, Butter, Eiern, Aprikosen, Spinat, Milch und Leber. Karotinoide sind die Vorstufe zum Vitamin A. Sie wirken als Antioxidanzien und können die Tumorentwicklung und Zellkernschädigung hemmen. Allerdings ist die Toleranz im Körper hinsichtlich einer Überschreitung der empfohlenen Höchstmenge an Karotinoiden relativ gering, weshalb eine Überdosierung bzw. eine Nahrungsergänzung durch ß-Karotin-Kapseln vermieden werden sollte. Grund dafür ist, dass Vitamin A als fettlösliches Vitamin nicht über die Niere ausscheidbar ist, wie die wasserlöslichen Vitamine.
- **Xantophylle: gelbe bis orangefarbene** Naturstoffgruppe, zu den Karotinoiden gehörend.

Alle sekundären Pflanzenstoffe sind thermisch nicht sehr stabil. Sie werden durch langes Kochen oder Braten zerstört.

Aus diesen wissenschaftlichen Erkenntnissen und der 5-Elemente-Lehre ergeben sich folgende Ernährungs-Grundregeln, die Sie unbedingt beherzigen sollten:

- Gemüse sollte nur kurz und schonend gegart werden. Aufgrund der kühlenden Wirkung vieler roher Gemüsearten ist im Winter jedoch ein Garen von Gemüse ratsam. Obst sollte, zumindest im Sommer, reichlich und ungekocht gegessen werden.
- Essen Sie bunt – und zwar nach Möglichkeit nicht die künstlichen Farbstoffe in Süßigkeiten, sondern farbige Gemüse und Früchte!

Die Organuhr und ihre physiologischen Entsprechungen

Die Organuhr *(Zi-Wu Liu-Zhu)* existiert in Asien schon seit Jahrtausenden. Sie basiert auf der Bipolarität von Yin und Yang. Hier zeigt sich der zyklische Charakter des Tages, des Jahres und des ganzen Lebens in der Weltsicht der chinesischen Philosophie.

Dem ernährungs- und damit körperbewussten Laien kann die Organuhr eine Hilfe sein, wenn es darum geht, sich über die tagesperiodische Einordnung von Befindensweisen zu orientieren. Regelmäßiges Aufwachen zu einer bestimmten Nachtstunde kann nicht einfach nur als „Durchschlafstörung" konstatiert werden (quantitative Beurteilung), sondern sollte mithilfe der Organuhr dem betreffenden Organ zugeordnet werden, welches für die Schlafstörung verantwortlich sein kann.

In der Chronobiologie der traditionellen chinesischen Medizin spricht man beispielsweise von der „Lungenzeit" (zwischen drei und fünf Uhr nachts) und von der „Nierenzeit" (17 bis 19 Uhr am Nachmittag bzw. zeitigen Abend). Zu diesen jeweiligen Zeiten haben die Organe ihr Maximum an Aktivität und bestimmte psychische und körperliche Zustände sind in zyklischer Art und Weise an diese Zeiten geknüpft. Die Organuhr ist das Ordnungsprinzip, nach dem unser Körper jeden Tag und jede Nacht funktioniert. Auch psychische Befindlichkeiten werden bestimmten Zeiten und Organen zugeordnet.

Im Rahmen dieses Buches wird bei der Beschreibung der Organuhr schwerpunktmäßig auf die Aktivitäten der Organe im Laufe eines Tages eingegangen. Das System der Organuhr ist jedoch in der Tat viel komplexer. Eine genaue Beschreibung findet man in anderer Fachliteratur zu diesem Thema.

Durch Dokumentation der Aktivitätsmaxima der einzelnen Organe konnten in China wichtige Behandlungen durch einen chinesischen Arzt auf die effektivste Zeit am Tage verlegt werden. Auch der beste Zeitpunkt für die Nahrungsaufnahme ist aus der Organuhr ersichtlich. Der Körper funktioniert innerhalb des Tag-Nacht-Rhythmus – und das minutengenau. Er braucht für seine Funktion das rhythmische und zyklische Geschehen. Wir alle kennen das Unwohlsein nach einer langen Reise, die mit einer erheblichen Zeitverschiebung verbunden war und unseren Tag-Nacht-Rhythmus durcheinandergebracht hat (Jetlag). Viele Menschen werden regelrecht krank bei dieser Ent-Rhythmisierung, ältere eher als jüngere.

Bei der Umstellung auf die Sommerzeit benötigt der Körper maximal vier bis fünf Tage, um wieder zu seinem Zeitrhythmus zu finden. Somit hat die Organuhr auch in der Sommerzeit ihre Gültigkeit.

Die besten Zeiten für die Nahrungsaufnahme

Laut Organuhr ist morgens **zwischen sechs und sieben Uhr** die beste Zeit für die **erste Mahlzeit**. Es ist die Zeit des „jungen Yang" und in der Yang-Qualität durchaus mit dem Element Holz (= Frühling) vergleichbar. Die erste Phase dieses Zyklus der Organuhr ist die Zeit des Erwachens und der ersten Mahlzeit am Tage. Die Behausung wird verlassen und der Kontakt zur Umwelt hergestellt. Der Drang nach Bewegung und geistigem Austausch besteht.

Zwischen neun und elf Uhr verspüren wir oft Appetit auf eine **Zwischenmahlzeit**. Da dies die Zeit von Magen, Milz und Pankreas ist, wäre es ratsam, hier besonders Erdnahrung (Möhre, süßer Apfel, Müsliriegel o. ä.) aufzunehmen, die Milz und Magen stärken.

Der Höhepunkt der Aktivität besteht am Mittag, zum Zeitpunkt des großen Yang (**gegen zwölf Uhr**). Dies ist der Zeitpunkt der **Mittagsmahlzeit**. Nach dieser beginnt die zweite Phase des Tages: Das Yin erscheint im Yang. Die Mittagskrise überfällt uns zwischen 13 und 14 Uhr und die Yin-Kraft im Yang wird nun immer stärker. Beide Kräfte scheinen jedoch noch miteinander im Wettkampf zu stehen, denn ein kurzes Nachmittagshoch lässt uns wieder tatkräftig werden.

Gegen 18 Uhr löst das Yin das Yang ganz ab und die Zeit des „jungen Yin" und der dritten Phase beginnt. Der Mensch sucht seine Behausung auf oder sonst ein gemütliches Plätzchen, um den Tag ausklingen zu las-

Die Organuhr

Organ	Stunde
▶ **Lunge** Zunahme der Geräusche in der Umwelt, Häufung der Sterbefälle und Geburten	3–5 Uhr
▶ **Dickdarm** erste Nahrungsaufnahme, erste Darmentleerung, Erwachen, junges Yang	5–7 Uhr
▶ **Magen** gesteigerte Bewusstheit, Extraversion, Tätigkeitsdrang	7–9 Uhr
▶ **Milz-Pankreas** gesteigerte geistige Aufnahmefähigkeit und Konzentrationsfähigkeit	9–11 Uhr
▶ **Herz** schöpferische Aktivität, Kontaktfreudigkeit, Aktivitätsgipfel, altes Yang	11–13 Uhr
▶ **Dünndarm** Mittagsmüdigkeit, Konzentrationsmangel, „Tagkrise“	13–15 Uhr
▶ **Blase** Wiederanstieg der Leistung zum 2. Leistungshoch, Teestunde	15–17 Uhr

Organ	Stunde
▶ **Niere** Nachmittagsgipfel der Leistung, Fieberanstieg, Nachlassen der Aktivität, junges Yin	17–19 Uhr
▶ **Kreislauf/Herzbeutel** Aufsuchen der Behausung, Introversion, Abendessen	19–21 Uhr
▶ **Drei Erwärmer** Entspannung, Zubettgehen	21–23 Uhr
▶ **Gallenblase** Ruhezustand der willkürlichen Muskulatur und Sinne, altes Yin	23–1 Uhr
▶ **Leber** Träume, Fiebersenkung, „Nachtkrise“	1–3 Uhr

Zeitplan für die Nahrungsaufnahme nach der Organuhr

▶ Der Dickdarm hat zwischen 5 und 7 Uhr morgens sein Optimum. Hier sollte die erste Nahrungsaufnahme stattfinden.

▶ 9 bis 11 Uhr ist ein guter Zeitpunkt für eine kleine, ballaststoffreiche Zwischenmahlzeit aus der Rubrik der Erd-Nahrungsmittel.

▶ Gegen 12 Uhr sollte das Mittagessen stattfinden.

▶ Zwischen 15 und 17 Uhr (Blasezeit): Viel trinken (am besten grünen Tee, Früchtetee, Getreidekaffee), da nun eine effektive Entgiftung des Körpers durch Blase und Niere stattfinden kann. Dazu isst man ein ballaststoffreiches „Erddessert“ (siehe Rezeptteil)

sen. Die **Abendmahlzeit** wird **um 19 bis 20 Uhr** eingenommen. Der Mensch kehrt in seine gewohnte Umgebung und auch zu sich selbst zurück, geht seinen Hobbys nach, besucht Freunde oder liest ein gutes Buch. Alles, was den Menschen zu sich selber bringt, ist in dieser Zeit der Yin-Kraft förderlich. Der Körper wird ruhiger und dem Yin-Zustand immer näher gebracht.

Nach dem Zubettgehen folgen Schlaf und Traum, die wichtigsten Vertreter des Yin-Zustandes in der Nacht. Gegen Mitternacht beginnt die vierte Phase der Organuhr: das „alte Yin". Hier findet die Tiefschlafphase statt, die dann zum Morgen hin immer geringer wird, wenn das „junge Yang" das „alte Yin" ablöst.

Bei Yin und Yang handelt es sich also um eine grundsätzliche Wechselbeziehung zwischen Tag und Nacht, Hell und Dunkel, Mann und Frau. Charakteristisch für diese Wechselbeziehung ist zum Einen die Gegensätzlichkeit der Begriffspaare Yin und Yang, aber auch die gegenseitige Abhängigkeit: Der Tag mit seiner Aktivität (Yang) ist umso aktiver, je besser die Ruhe (Yin) der Nacht war. Gleichzeitig löst er aber die Nacht mit Beginn des Tages ab, kann also nur existieren, wenn er die Nacht verlässt. Die eine Seite wandelt jeweils in die andere um.

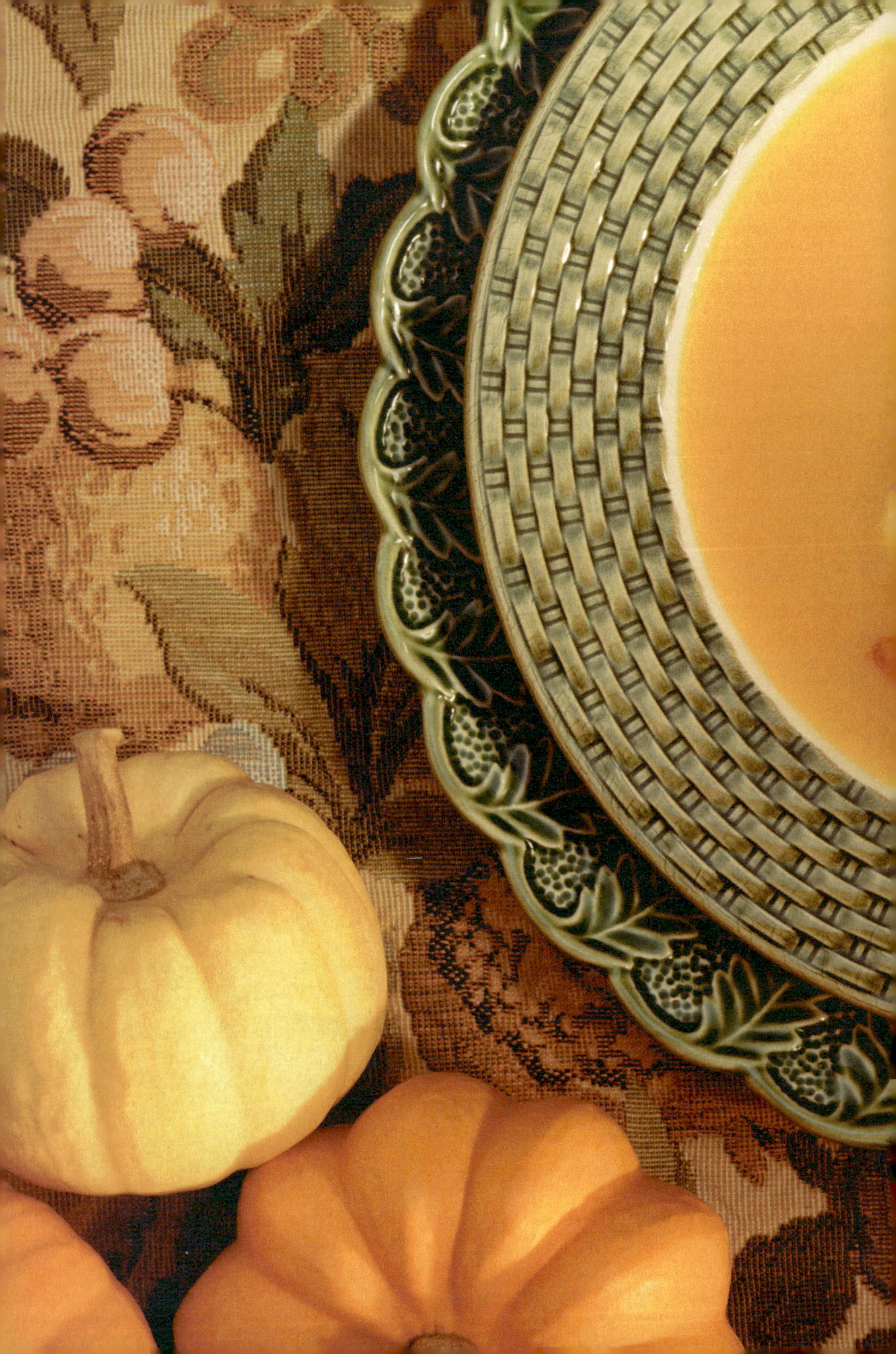

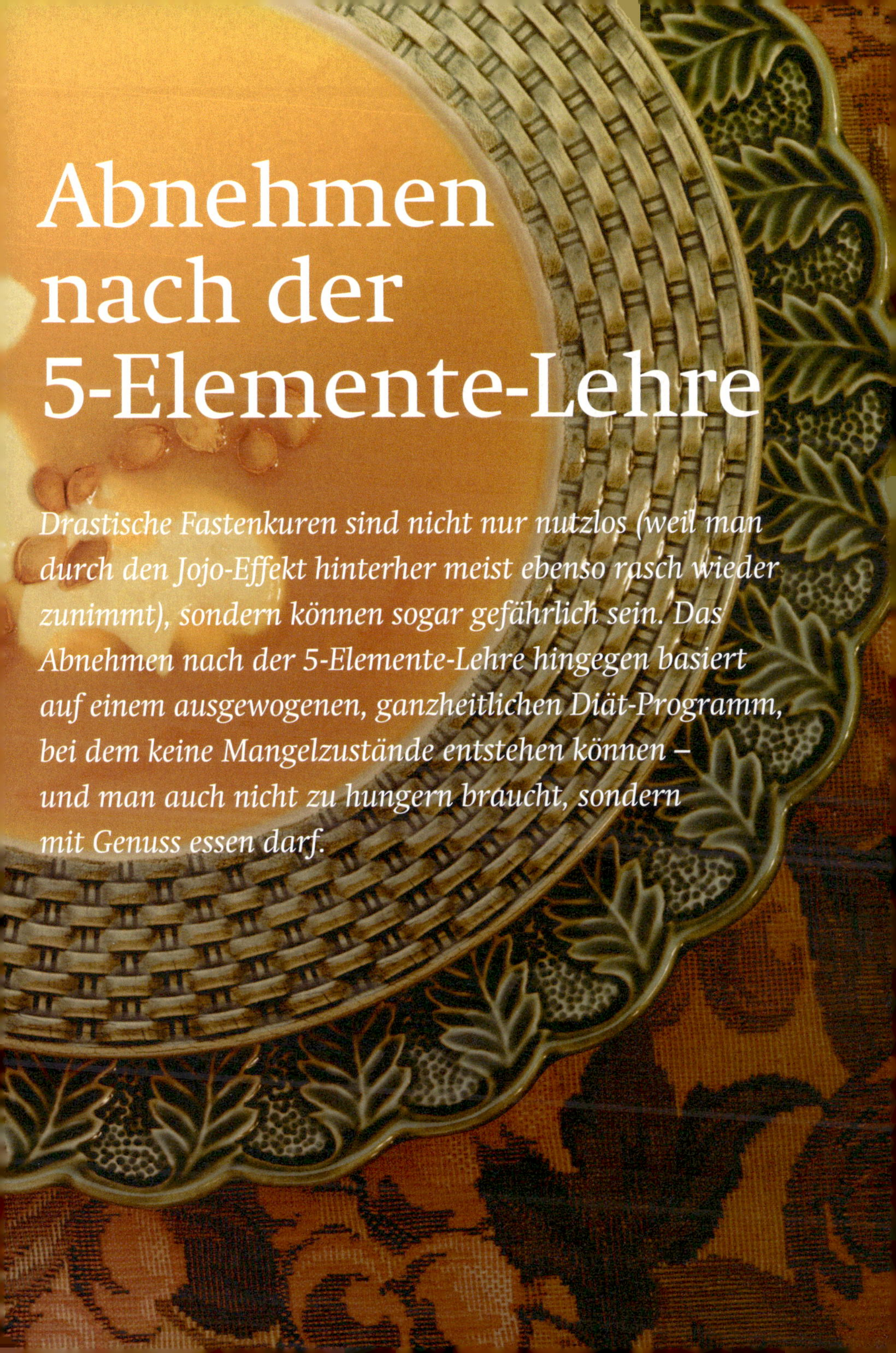

Abnehmen nach der 5-Elemente-Lehre

Drastische Fastenkuren sind nicht nur nutzlos (weil man durch den Jojo-Effekt hinterher meist ebenso rasch wieder zunimmt), sondern können sogar gefährlich sein. Das Abnehmen nach der 5-Elemente-Lehre hingegen basiert auf einem ausgewogenen, ganzheitlichen Diät-Programm, bei dem keine Mangelzustände entstehen können – und man auch nicht zu hungern braucht, sondern mit Genuss essen darf.

Jeder kennt das Grundbedürfnis „Hunger". Meist nimmt man eine Mahlzeit zu sich, um eine Sättigung zu erreichen und um danach wieder leistungs- und konzentrationsfähig zu sein.

Die alltäglichste Ursache für Hunger ist ein zu niedriger Blutzuckerspiegel. Dieser liegt physiologisch zwischen minimal 0,8 und maximal 1,8 g Glukose pro Liter Blut. Einerseits wird der Blutzucker durch die Bildung von Glukose (Zucker) aus bestimmten Reservoirs im Körper gewährleistet, andererseits kann der Mensch die Blutzuckerkonzentration durch die Aufnahme von Nahrung wieder anheben. Dabei ist es sinnvoll, die so genannten langsam verfügbaren Kohlenhydrate, d. h. ballaststoffreiche Nahrung, in den Speiseplan einzubauen, da diese langsam vom Körper aufgenommen werden kann und nicht zur schlagartigen Belastung des Blutzuckerspiegels führen. Dies hätte u. a. eine Zunahme an Gewicht zur Folge. Einfacher Zucker oder Schokolade sind so genannte schnell verfügbare Kohlenhydrate, die bei einem Überschuss als Fettdepots im Gewebe angelegt werden können.

Krankheitsgebundene Ursachen für ständigen Hunger können Hormonstörungen wie z. B. Schilddrüsenerkrankungen oder Erkrankungen der Bauchspeicheldrüse (Hypothyreose, Hyperinsulinismus) sein. Aber auch psychische Ursachen bzw. Essstörungen (z. B. Bulimie) können das Hungergefühl beeinflussen. Bei Enttäuschungen, Trauer oder Liebeskummer bzw. seelischer Belastung kann das Hungergefühl stark beeinträchtigt werden.

Konditionierungen im Alltag vermitteln uns Hungergefühle, wo wir eigentlich gar keine Nahrung bräuchten. Die Chips-Sucht vor dem Fernseher ist wohl vielen bekannt. Auch bei geistiger Arbeit ist das „Einfahren" bestimmter kalorienreicher Speisen (Tafel Schokolade, Kuchen am Nachmittag), die den Blutzuckerspiegel schnell ansteigen lassen, nicht sehr unterstützend. Nach einem kurzen Energiestoß setzt schnell wieder Müdigkeit ein, da der Blutzuckerspiegel rasch wieder abfällt.

Nach einem anstrengenden Arbeitstag macht zu viel Alkohol, der sowieso schon viele Kohlenhydrate enthält, zusätzlich noch hungrig – und das zu einer Tageszeit, die nach der Organuhr für die Nahrungsaufnahme nicht mehr sehr zuträglich ist. Untersuchen Sie also Ihre persönlichen Essgewohnheiten und stellen sie einmal bewusst fest, welche Nahrung für Sie und Ihr Wohlbefinden wirklich gut ist.

Abnehmen aus der Sicht der westlichen und östlichen Medizin

Was geschieht, wenn wir Hunger haben?

Aus der Sichtweise der chinesischen Medizin hat Nahrungsmangel für den Körper eine Milz-Chi-Leere zur Folge. Da die Milz als Bestandteil des mittleren Erwärmers in ihrer Funktion beeinträchtigt ist, handelt es sich hierbei um einen gefährlichen Mangelzustand, der einen Nierenmangelzustand, Herzmangelzustand, Lungenmangelzustand und eine Leberstörung zur Folge haben kann.

Es ist daher wichtig, den mittleren Erwärmer durch geeignete Nahrung zu stärken, da sonst sämtliche Lebensfunktionen beeinträchtigt werden.

Was geschieht beim Fasten bzw. Abnehmen nach westlich-naturwissenschaftlicher Betrachtung?

Durch den Entzug von Kalorien wird der Körper gezwungen, auf Energiedepots im Körper zurückzugreifen. Zuerst werden die Glykogenspeicher – die körpereigene Speicherform für Glukose (Zucker) – der Leber und des Muskelgewebes freigesetzt.

Bei länger andauerndem Fasten bzw. Hungern wird auf eine innere Ernährung im Körper umgeschaltet. Einerseits werden die Fette des menschlichen Körpers durch Lipolyse (oxidative Fettspaltung) abgebaut. Andererseits werden auch die Körpereiweiße (Proteine) abgebaut. Allerdings kann dies mit der Zeit zu einem Proteinmangelzustand für den Organismus führen, da das körpereigene Protein wesentlich schneller verbraucht wäre als das körpereigene Fett. Da Proteine die Bausubstanz für die Organe im Körper sind, kann im Extremfall diese Bausubstanz im Körper vermindert werden. Die Muskelmasse wird angegriffen, was bei drastischen Fastenkuren oder Magersucht zu Muskelschwund, schweren Organschäden bzw. Stoffwechselentgleisungen führen kann.

Bei Fastenkuren kommt es immer wieder zu gefährlichen Zwischenfällen. Es ist bekannt, dass Fasten unter Umständen ein Auslöser für Herzinfarkt sein kann, da aufgrund von Proteinmangel der Herzmuskel angegriffen werden kann. So sind in den Jahren 1977/1978 16 Frauen zwischen 23 und 51 Jahren und ein Mann von 43 Jahren nach einer zwei- bis achtmonatigen drastisch proteinreduzierten Diät (unter Verwendung eines biologisch minderwertigen Eiweißes bei einem Kaloriengehalt von 300–500 Kalorien) täglich an einer Herzmuskelatrophie und Arrhythmie gestorben.

Es ist daher unbedingt notwendig, vor einer drastischen Fastenkur den behandelnden Arzt zu konsultieren, der den Allgemeinzustand des Patienten beurteilt und das Fastenprogramm mit ihm bespricht. Das Fasten sollte also niemals ohne ärztliche bzw. naturheilkundliche Kontrolle erfolgen.

Wichtig ist auch, beim Abnehmen und Fasten auf eine ausreichende Flüssigkeitszufuhr zu achten, da der Körper die Möglichkeit haben sollte, toxische Abbauprodukte über die Nieren auszuscheiden. Es sollten daher mindestens zwei bis drei Liter Flüssigkeit (Wasser oder leicht gesüßte Kräutertees) über den Tag verteilt getrunken werden.

Was geschieht beim Fasten bzw. Abnehmen nach der chinesischen Medizin?

Yin (Materie) wird beim Abnehmen in Yang umgewandelt; dadurch wird die Materie des Körpers verringert. Dieser Vorgang sollte jedoch sehr behutsam geschehen, da beide voneinander abhängig sind und immer miteinander in Verbindung stehen sollten. Wird bei einem zu drastischen Abnehmen das Yang infolge der Yin-Verminderung relativ zu stark, können Nervosität, Schlaflosigkeit, Herzrasen oder -klopfen sowie Kopfschmerzen und andere Symptome die Folge sein. Im weiteren Verlauf des

Abnehmens wird dann auch das Yang geschädigt und vermindert, sodass eine hochgradige Schwäche die Folge sein kann.

Die Milz steht im System der fünf Elemente zwischen Yin und Yang in der Mitte. Sie vermag somit sowohl die Yin- als auch die Yang-Seite auszubalancieren. Deshalb sollten dem Organismus bei der 5-Elemente-Diät vor allem die Milz stärkende Nahrungsmittel – d. h. Erd-Nahrungsmittel – zugeführt werden. Nach diesem Grundsatz sind die Rezepte in diesem Buch zusammengestellt worden.

Wird dieses Prinzip nicht hinreichend befolgt, kann eine durch falsches Abnehmen geschädigte Milz (Erde) die Niere (Wasser) beeinträchtigen, wodurch beim Abnehmenden Rückenschmerzen, Konzentrationsstörungen und Wasseransammlungen (Hunger-Ödeme) auftreten können.

Beim Abnehmen kann über eine geschwächte Milz auch die Lungenfunktion (Metall) gestört werden, wodurch Kurzatmigkeit oder Schleimstauungen in den Bronchien entstehen. Durch die Rückkopplung der Milz (Erde) zum Herzen (Feuer) kann auch die Herzleistung beeinträchtigt werden. Nach der alten chinesischen Vorstellung gilt die Milz (Erde) als „Sohn", das Herz (Feuer) als „Mutter" im Zyklus der Elementenfolge. Hier kommt das Prinzip der so genannten Mutter-Sohn-Regel der 5-Elemente-Lehre zum Ausdruck: „Wenn der Sohn (Milz) erkrankt, leidet die Mutter (Herz)." Anhand dieses Beispiels ist gut zu verstehen, warum es bei drastischen Fastenkuren zu Herzproblemen kommen kann.

Abnehmen, ohne zu leiden

Im traditionellen China war das Thema Abnehmen für die damalige Gesellschaft völlig irrelevant. Grund dafür waren die vielen Hungersnöte in China und die Krankheiten, die die Menschen durch den Mangel an Nahrung bekamen. Vielmehr war es ein Zeichen von Wohlstand und Glück, etwas beleibter zu sein. Eine kräftige Körperstatur garantierte eine robuste Gesundheit und funktionierende Abwehrkraft.

Mit Zunahme des medizinischen Fortschrittes hat sich das Schönheitsideal besonders in der westlich geprägten Welt zunehmend geändert.

Ernährungsstudien, die nach dem Zweiten Weltkrieg durchgeführt wurden, zeigten, dass Menschen mit Übergewicht eher an so genannten Zivilisationskrankheiten zu leiden haben als Menschen, die unterernährt sind. Dies wurde durch den Vergleich zwischen der damals hungernden Kriegsgeneration mit der übersättigten Nachkriegsgeneration drastisch verdeutlicht. In den 50er- und 60er-Jahren nahmen in der Zeit des so genannten Wirtschaftswunders in Deutschland Krankheiten wie Diabetes mellitus, Herzinfarkt und Schlaganfall rapide zu.

In der heutigen Zeit sind die hygienischen Bedingungen in der westlichen Zivilisation normalerweise auf einem sehr hohen Standard. Dadurch benötigt der Körper nicht mehr so viel Körpermasse, um sich vor Krankheitserregern zu schützen. Allerdings neigt der Mensch von Natur aus zum Leben in Extremen. Nach den fülligen Zeiten des Wirtschaftswunders setzt das Schönheitsideal der Moderne den westlichen Menschen – vor allem die Frauen – einem enormen Stress aus. Magersucht und Bulimie sind psychopathologische Folgeerscheinungen der so genannten Überflussgesellschaft. Noch nie waren Essstörungen und Lebensmittelunverträglichkeiten so verbreitet wie heute. Und die Tendenz ist steigend.

Abnehmen ist ein ganzheitlicher Prozess

Beim ganzheitlichen Abnehmen geht es um weit mehr als nur darum, wie viel oder wie wenig man isst. Es müssen auch noch andere Aspekte berücksichtigt werden:

- die Auswahl der für das jeweilige Individuum richtigen Nahrung
- das regelmäßige Essen zu einem dem körperlichen Rhythmus entsprechenden Zeitpunkt
- die bewusste Inszenierung des Essens (schön gedeckter Tisch, keine Ablenkung durch Fernseher, Zeitung, Briefe etc.)
- bewusste Atmung während des Tages
- das richtige Verhältnis zwischen körperlicher Anstrengung und Entspannung

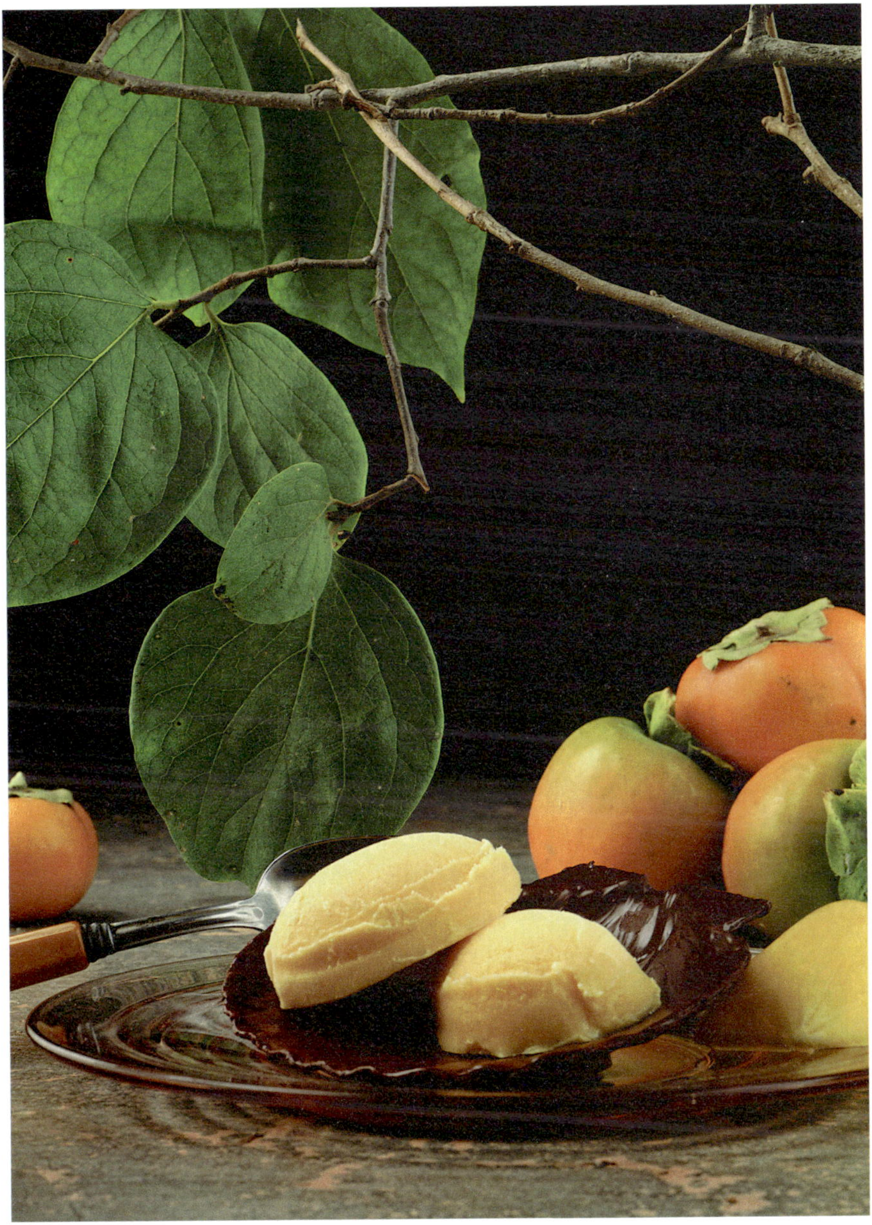

- die Förderung der Abwehr und Kondition, damit ein plötzlicher Energieverlust nicht gleich über Nahrung kompensiert werden muss
- das bewusste Wahrnehmen der Jahreszeit und der damit verbundenen Nahrungsmittel

Abnehmen geschieht niemals allein über den Vorgang des Essens bzw. des Weniger-Essens. Abnehmen ist eine komplexe Angelegenheit. Neben der Bewusstwerdung für die Nahrungsmittel, die wir essen, gehört auch der bewusste Umgang mit dem eigenen Körper. Dabei stellen sich Fragen wie beispielsweise: Friert der Körper leicht? Steht er schnell unter Stress? Ist er beweglich oder eher unbeweglich? Jeder Mensch sollte sich am Tag mindestens eine halbe Stunde Zeit für seinen Körper nehmen und in sich hineinhorchen und sich so auch ein Problembewusstsein über die Eigenarten des eigenen Körpers zu verschaffen..

Bewegung ist natürlich ein ganz wichtiger Aspekt beim Abnehmen – ebenso die Frage nach dem Zeitpunkt des Essens. Nichts ist dem Abnehmen so abträglich wie ein zu spätes und zu üppiges Dinner. Die letzte Nahrungsaufnahme sollte nach Möglichkeit spätestens um 20 Uhr stattfinden.

Ebenso wichtig ist es, zu frühstücken. Früchte eignen sich zum Frühstück besonders gut, werden aber aufgrund der Fruchtsäuren von magenempfindlichen Menschen am Morgen nicht vertragen. Wenn Sie Obst am Morgen mögen, aber eher ein paar Kohlenhydrate im Magen brauchen, so bereiten Sie sich wenigstens ein Müsli oder essen Sie ein Vollkornbrot mit selbst gemachtem pflanzlichem Brotaufstrich. Sie werden sehen, wie lange die Sättigung bei einem Vollkornbrot mit pflanzlichem Aufstrich anhält.

Für eine Zwischenmahlzeit eignen sich ein Apfel gut, kohlenhydrathaltige Reiskräcker oder Müsliriegel. Das Mittagessen soll raffiniert und wohlschmeckend ausfallen. Wichtig ist auch, dass Sie während des gesamten Tages viel trinken – am besten grünen Tee, der wertvolle Inhaltsstoffe besitzt, die Radikalfänger sind und laut mancher Studien beim Fettabbau im Körper helfen. Ansonsten sind wenig gesüßte andere Tees oder verdünnte Säfte auch sehr geeignet.

Abnehmen mithilfe chinesischer Heilkräuter

Für Gewichtszunahme und Wassereinlagerung sind nach der chinesischen Lehre fast nur Milz und Niere verantwortlich. Dazu hat die Dimension des Schleims, der meist durch Milzschwäche entsteht, große Bedeutung. Körperfett im Übermaß ist nach der chinesischen Heilkunde meist Schleim (chinesisch *Tan*). Dieser Schleim kann mit allen Milzstärkern aus der chinesischen Kräuterheilkunde (*Poria cocos, Grifola umbellata, Pinella ternata, Brassica alba* [Weißkohl], Seetang, *Glyzyrrhiza uralensis* u. a.) effektiv bekämpft werden.

Wasserausschwemmung gelingt über *Rhemannia glutinosa* und *Rhemannia fermentata* oder *Atractylodes macrocephala.*

Ein sanft diuretisch wirkender Tee ist der Maishaartee, von dem man täglich bis zu 1 Liter zu sich nehmen.

Eine grundsätzliche Warnung sei hier aber ganz deutlich ausgesprochen: Alle oben genannten chinesischen Heilkräuter sind sehr intensiv in ihrer Wirkung. Deshalb sollten sie nur von einem Heilkundigen verordnet werden, der sich in der chinesischen Medizin auskennt. Von einer Selbstmedikamentation ist dringend abzuraten, da die chinesischen Heilkräuter bei falscher Anwendung zu erheblichen Nebenwirkungen führen können.

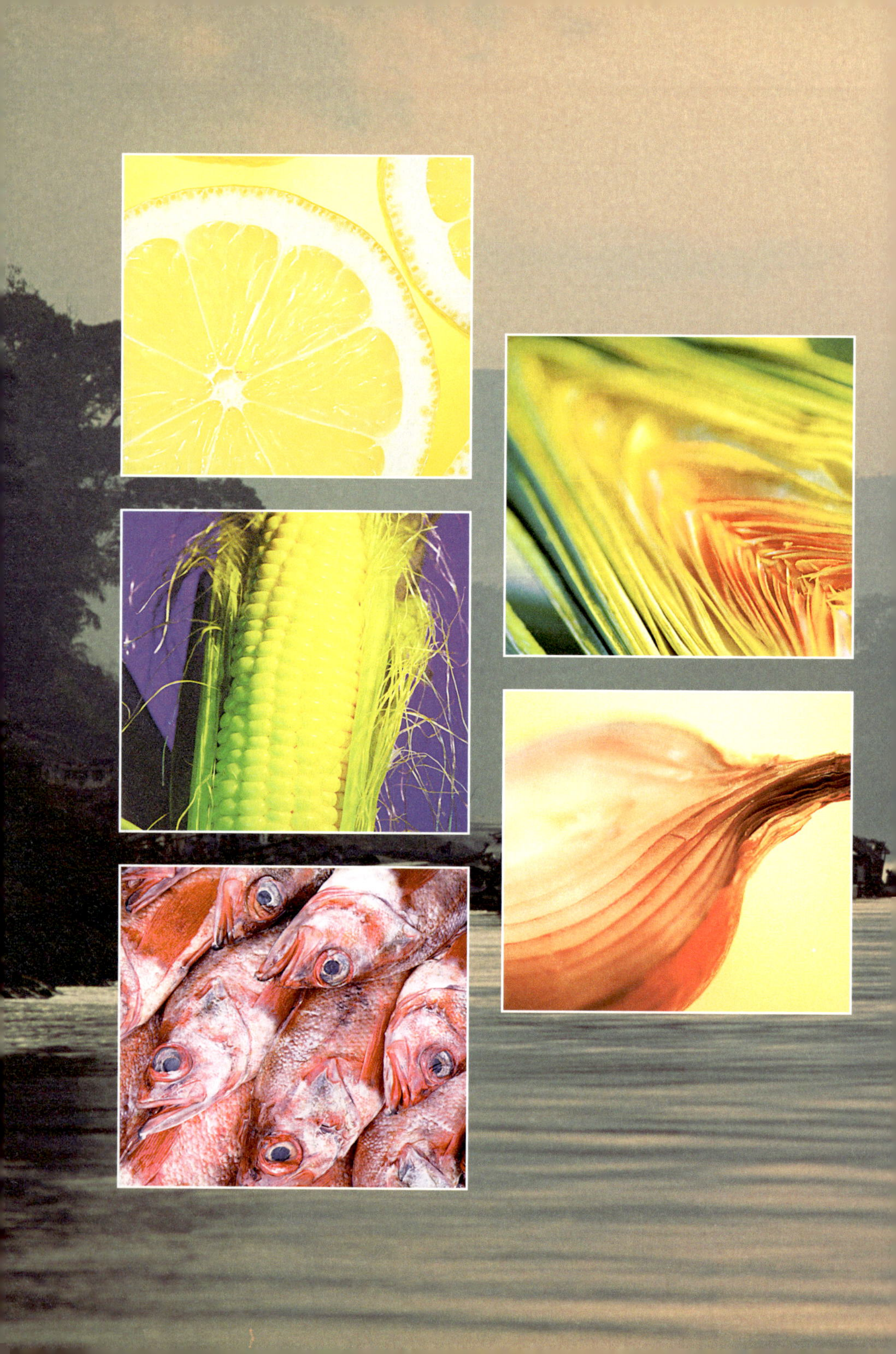

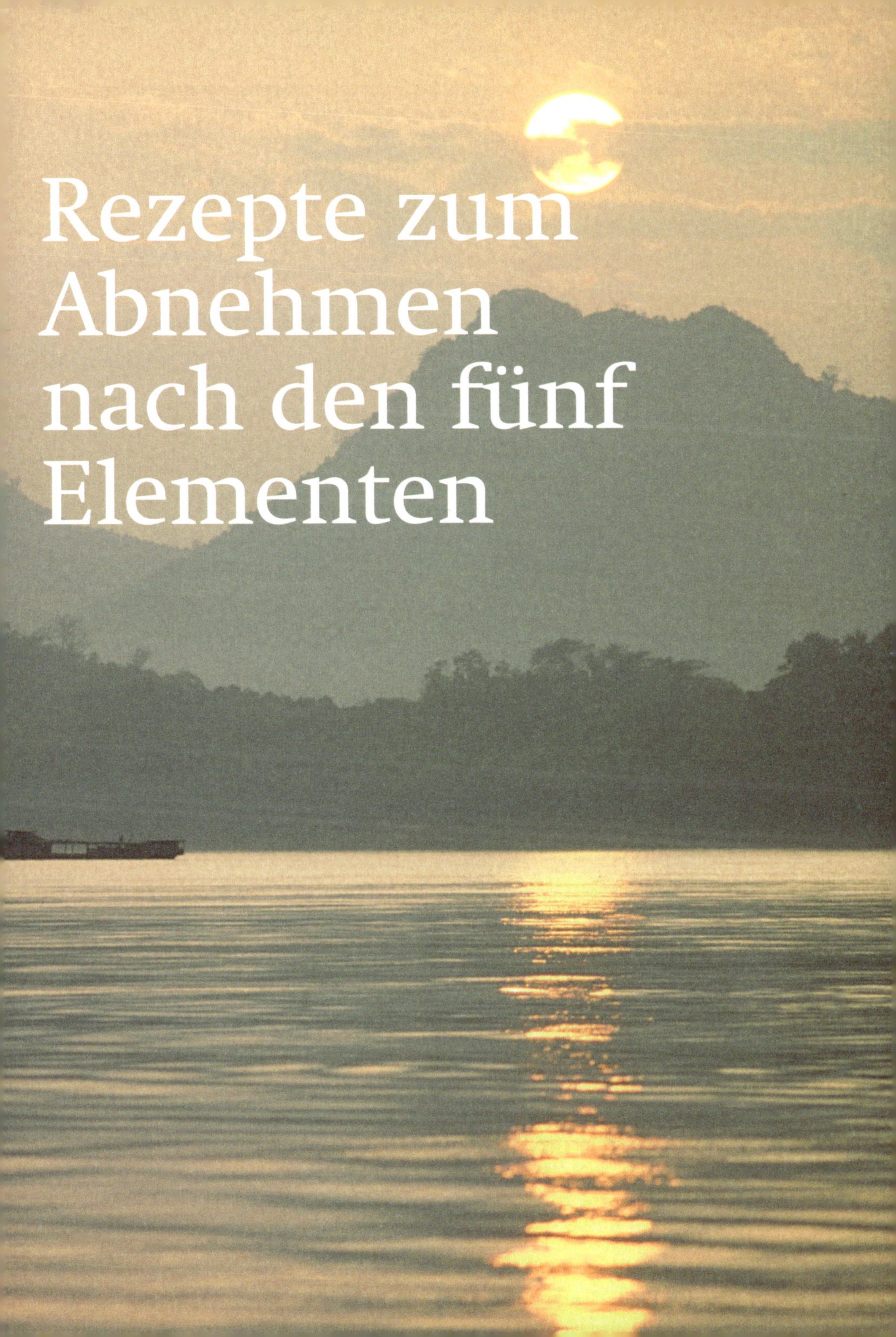

Rezepte zum Abnehmen nach den fünf Elementen

Natürlich ist es unmöglich, innerhalb kurzer Zeit (etwa in 14 Tagen) effektiv, d. h. viele Kilos, abzunehmen. Aber innerhalb von 14 Tagen ist eine Art Schulung des Verständnisses der Ernährungsgewohnheiten möglich. Somit sollen die folgenden, den Jahreszeiten angepassten, Ernährungspläne dazu dienen, einen Einstieg in das richtige Verständnis der 5-Elemente-Ernährung zu erreichen. Hat man diesen Einstieg gefunden, so sind der eigenen Kreativität keine Grenzen mehr gesetzt.

Doch ist das reine Lesen und selbst das Kochen von leckeren Rezepten allein nicht ausreichend, denn auch die Praktikabilität im Alltag ist wünschenswert. Das beginnt bei der Wahl des Einkaufsortes. Das heißt, eigentlich beginnt die 5-Elemente-Ernährung bei der Erfassung der Zeitqualität und damit der thermischen Qualität der Jahreszeit. Ebenfalls ist das Erfassen der eigenen, individuellen Konstitution wichtig. Arbeite ich geistig viel, friere ich leicht, dann sollte ich wärmende Speisen bevorzugen. Bin ich eher gereizt, brause leicht auf und muss körperlich viel arbeiten, dann sollte ich nicht zu scharf und zu heiß essen, um das Yang nicht zusätzlich zu schüren.

Die Jahreszeit gibt ebenfalls bestimmte thermische Vorgaben. Essen Sie im Sommer nicht zu heiße Nahrung und im Winter nicht zu kalte. Beides schadet der Balance von Yin und Yang im Körper. Ebenfalls sollten Sie Produkte wählen, die in der aktuellen Jahreszeit gerade wachsen bzw. reif sind.

Nach all diesen Kriterien sollte sich Ihr Einkaufsplan richten.

Was jetzt auf dem Wochenmarkt besonders frisch ist und nach Möglichkeit aus der Region stammt, sollte mit in den Speiseplan aufgenommen werden. Man wird mit Sicherheit, unter Berücksichtigung dieser Überlegungen, gute und vitaminreiche Lebensmittel bekommen, die keinem langen Transport ausgesetzt waren und keiner weiteren chemischen Behandlung, die ein langer Transport manchmal erfordert. Auch kann beim Bauern oder auf dem Wochenmarkt auf eine schönende Verpackung seitens des Anbieters verzichtet werden, da die Produkte von sich aus frisch, knackig und damit kaufenswert sind. Natürlich wäre es wünschenswert zu erfahren, wie sich der Anbau der Produkte, die Sie

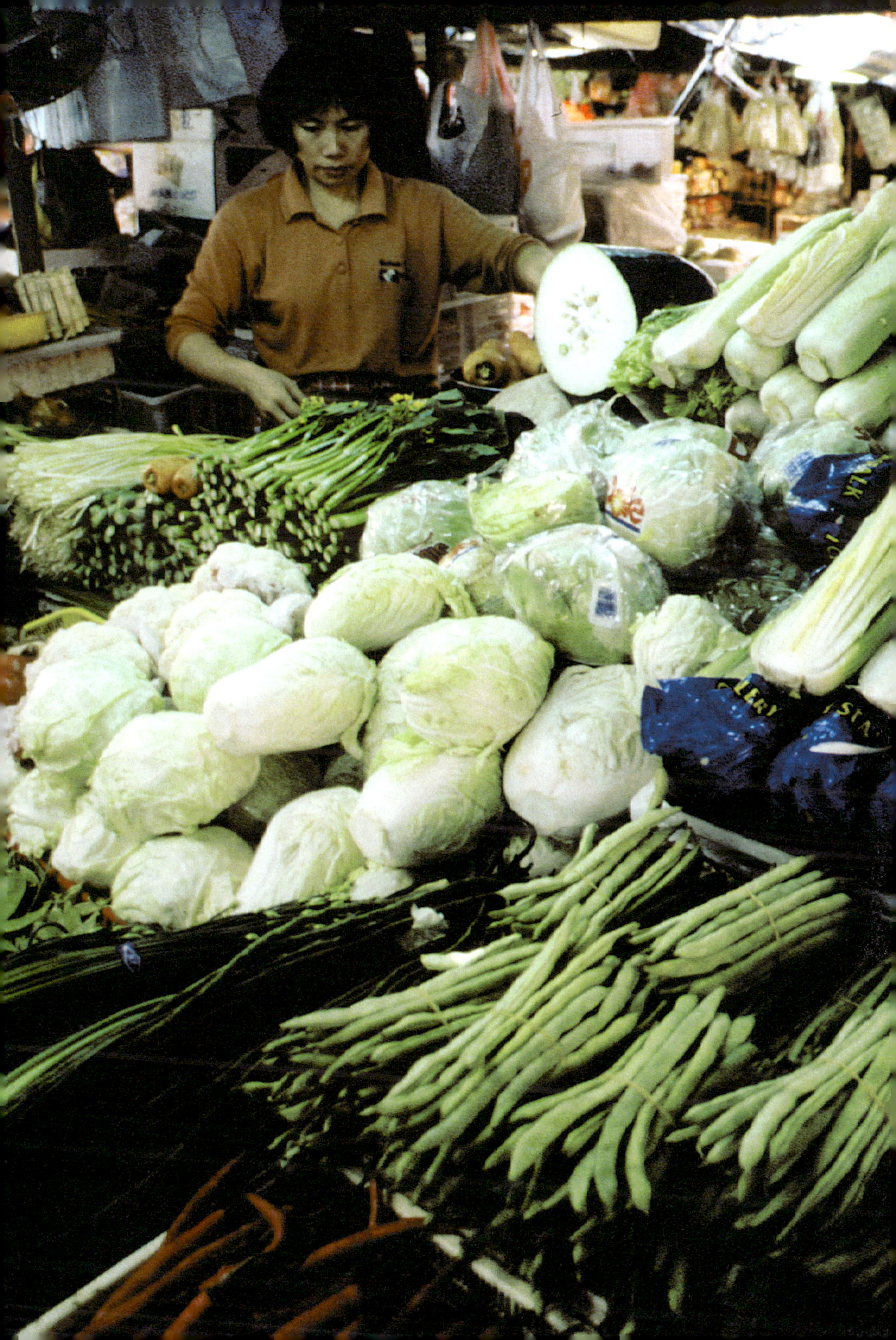

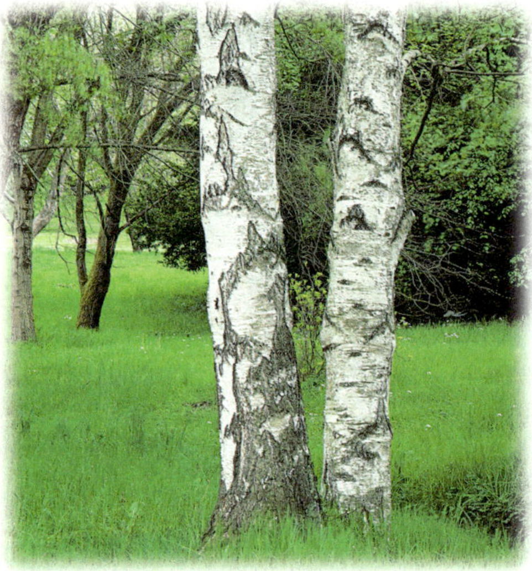

kaufen möchten, gestaltet. Es ist sinnvoll, einen biologisch produzierenden Bauern seines Vertrauens zu haben, bei dem man seine Lebensmittel einkaufen kann. Ihre Geschmacksnerven werden es Ihnen danken. So mancher Zusatzstoff (Geschmacksverstärker etc.) in Fertigprodukten ist nur dazu da, das wässrige Treibhausgemüse geschmacklich etwas aufzubessern.

Die Rezepte müssten genau genommen für jede Jahreszeit etwas variiert werden. Dies ist aus Platzmangel in diesem Buch leider nicht möglich. Bei allen Rezepten wurde darauf geachtet, dass die Zutaten nicht zu exotisch und im Handel leicht erhältlich sind. Wichtig sind mir die leichte Durchführbarkeit der Rezepte und die Praktikabilität im Alltag. Sie können somit zunächst Rezepte nach den fünf Elementen kochen unter Nutzung unserer westlich geläufigen Lebensmittel. Ein Studium der asiatischen Warenkunde ist dennoch hochinteressant und kann jedem nur empfohlen werden.

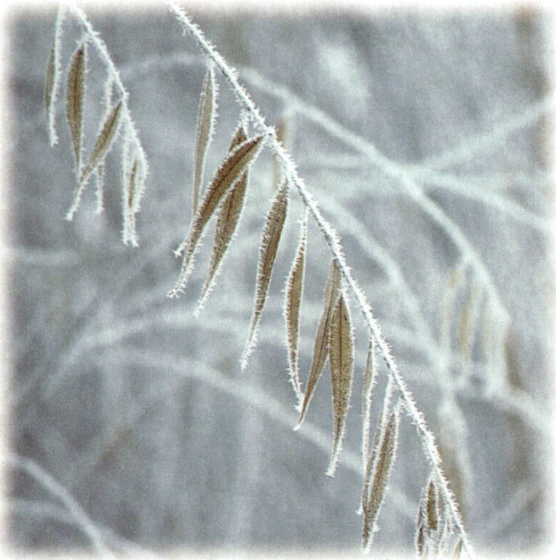

Vierzehntägiger Ernährungsplan

Über den Tag verteilt sollten Sie drei Mahlzeiten einnehmen und während des Tages reichlich warmes Wasser oder grünen Tee trinken. Nehmen Sie sich Zeit, die Zutaten auszusuchen. Alle Rezepte sind jeweils für eine Person berechnet.

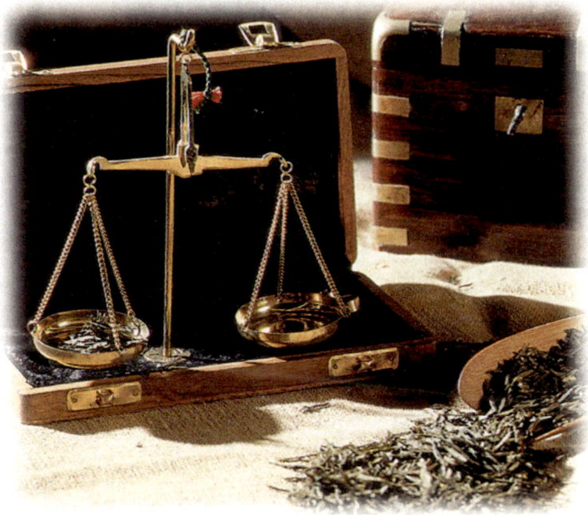

Frühstück

- Die Reihenfolge der Zugabe der einzelnen Lebensmittel muss nicht unbedingt eingehalten werden, sondern dient lediglich zur Orientierung bezüglich der Zuordnung zu den Elementen und damit der Wirkung auf die Organe.
- In Frühling und Sommer sollte das Frühstück etwas erfrischender sein als in Herbst und Winter, wo es gilt, das Wei-Chi zu stärken und die Kälte der Natur zu kompensieren.
- Als Getränke sind zum Frühstück zu empfehlen: grüner Tee oder Kaffee bzw. Malzkaffee, dazu 1 frisch gepresste Orange. Vollmilch oder Magermilch für Kaffee verwenden, keine Kondensmilch.

Tipp

Für Berufstätige: Die Zutaten zum Frühstück sollten schon am Abend zuvor bereitgestellt werden, dann dauert die morgendliche Zubereitung nur ca. 5 Minuten.

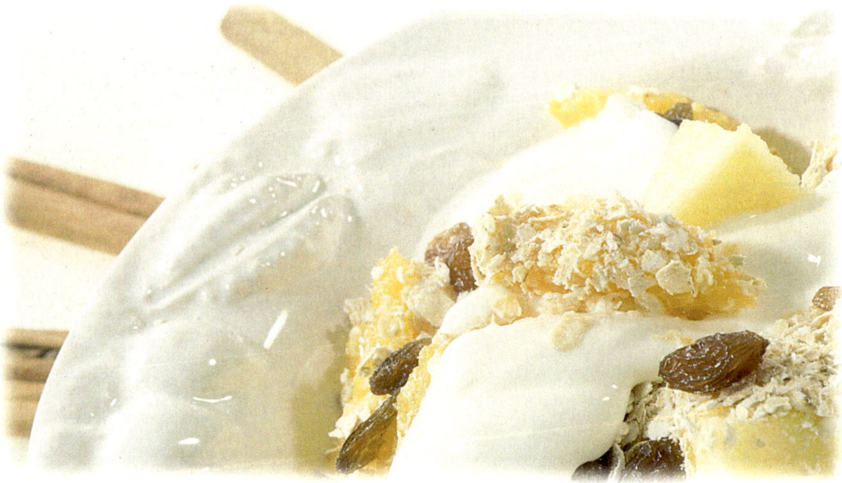

1. Tag: Fruchtmüsli (mit Zimt und Sesam im Winter)

Zutaten: *3 EL Kefir, 1 Messerspitze Kaffee- oder Getreidekaffeepulver, 1 TL Rosinen, 1 TL Sesamsaat (frisch angeröstet), 2 EL Haferflocken, 1 Schuss Mineralwasser, $^1/_2$ saurer Apfel, 2 Stücke Pampelmuse rosé, 1 TL Honig, 1 Messerspitze Zimt*

☯ In eine Müslischüssel nacheinander geben: **Holz** ▶ 3 EL Kefir in einer Schüssel glatt rühren, **Feuer** ▶ 1 Messerspitze Kaffeepulver/Getreidekaffeepulver hinzufügen, **Erde** ▶ 1 TL Rosinen, 1 TL frisch geröstete Sesamsaat, **Metall** ▶ 2 EL Haferflocken, **Wasser** ▶ 1 Schuss Mineralwasser, **Holz** ▶ $^1/_2$ saurer Apfel (in Stücke geschnitten), **Feuer** ▶ 2 Spalten Pampelmuse, rosé, mundgerecht geschnitten, **Erde** ▶ 1 TL Honig, **Metall** ▶ 1 Messerspitze Zimt (im Winter).

Wirkung: erfrischend, anregend
Wirkung im Winter: wärmend, anregend

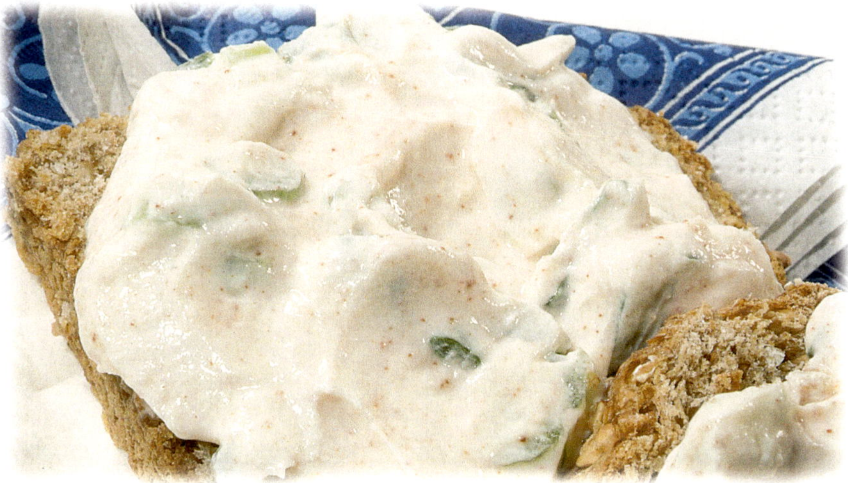

2. Tag: Gemüsequarkbrot

Zutaten: *2 EL Magerquark, Milch, 1 Prise Paprikapulver, 2 EL klein gehackter Staudensellerie, 1 EL klein geschnittene Frühlingszwiebeln, 1 Prise Salz, $^1/_2$ gewürfelte Tomate, 1 Scheibe Vollkornbrot*

- In eine Schüssel nacheinander geben: **Holz** ▶ 2 EL Magerquark, mit etwas Milch glatt rühren, **Feuer** ▶ 1 Prise Paprikapulver, **Erde** ▶ 2 EL Staudensellerie, klein gehackt, **Metall** ▶ 1 EL Frühlingszwiebel, klein geschnitten, **Wasser** ▶ mit Salz/Kräutersalz abschmecken, **Holz** ▶ $^1/_2$ Tomate, klein gewürfelt, hinzugeben.
- Alles verrühren.
- Dazu 1 Scheibe Vollkornbrot (im Herbst/Winter Vollkornbrot toasten.

Wirkung: die Säfte bewahrend, erfrischend

3. Tag: Auberginenpaste

Zutaten: *1 Aubergine, 1/2 kleine, gewürfelte, vorher gedünstete Zwiebel, 1 Prise Salz, 4 EL Naturjoghurt, 1 Prise Rosenpaprika, 1 EL Sesamsaat, 1 Messerspitze Knoblauchzehe, 1 EL Magerquark, Zitronensaft, 1 Scheibe Vollkornbrot*

Tipp

Von den Auberginen des Hauptgerichts des 2. Tages sollten Sie das Mark gleich anbraten und zur Frühstücks-Auberginenpaste weiterverarbeiten.

- Das Auberginenmark von 1 rohen Aubergine in der Pfanne anbraten, 1/2 kleine gewürfelte Zwiebel mit andünsten.
- In eine Schüssel nacheinander geben: **Erde** ▶ gebratenes Auberginenmark, **Metall** ▶ 1/2 kleine Zwiebel, gewürfelt und angedünstet, **Wasser**: 1 Prise Salz, **Holz** ▶ 4 EL Naturjoghurt, **Feuer** ▶ 1 Prise Rosenpaprika, **Erde** ▶ 1 EL Sesamsaat, geröstet, **Metall** ▶ 1 Messerspitze einer zerdrückten Knoblauchzehe, **Wasser** ▶ Salz (nach Geschmack), **Holz** ▶ etwas Magerquark (zur Konsistenzverdichtung), 1 Spritzer Zitronensaft.
- Pürieren, sodass eine Paste entsteht.
- Dazu 1 Scheibe frisches Vollkornbrot.

Wirkung: den mittleren Erwärmer stärkend
Wirkung im Winter: Vollkornbrot toasten: dann erwärmend

4. Tag: Bananenquark

Zutaten: *1/2 Banane, Ingwerpulver, 1 Prise Salz, 1/2 saurer Apfel, 3 EL Magerquark, etwas Vollmilch, Kakaopulver*

- In eine Schüssel nacheinander geben: **Erde** ▶ 1/2 Banane halbieren und dann in Scheiben scheiden, **Metall** ▶ 1 Messerspitze Ingwerpulver, **Wasser** ▶ 1 Prise Salz, **Holz** ▶ 1/2 saurer Apfel, in Würfel klein geschnitten, **Holz** ▶ 3 EL Magerquark, mit etwas Vollmilchglatt rühren, **Feuer** ▶ 1 Prise Kakaopulver.

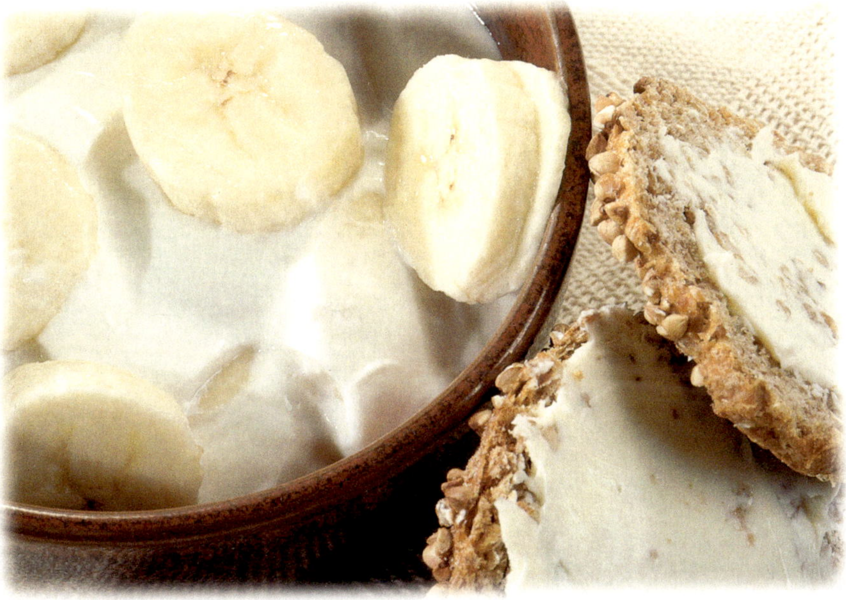

Wirkung: erfrischend, das Chi stärkend
Wirkung im Winter: etwas mehr Ingwer- bzw. Kakaopulver hinzufügen, um eine stärkere Erwärmung zu bewirken

5. Tag: Brotaufstrich Red-Kidney-Bohnen

Zutaten: *1 gehäutete Tomate, 1 Prise Chilipulver, 2 EL Red-Kidney-Bohnen, gekocht, 1 kleine Zwiebel, 1 TL Sojasauce, 2 EL frische, glatte, zerkleinerte Petersilie, 1 Prise Rosenpaprika, 4 Tropfen Sesamöl, 1 Messerspitze einer zerdrückten Knoblauchzehe, etwas Mineralwasser, 1 EL Zitronensaft, 1 Prise Thymian, 1 Scheibe Brot*

- Nacheinander in eine kleine Schale geben, in der die Zutaten zum Schluss püriert werden können: **Holz** ▶ 1 gehäutete Tomate, **Feuer** ▶ 1 Prise Chilipulver, **Erde** ▶ 2 EL Red-Kidney-Bohnen, gekocht, **Metall** ▶ 1 kleine, gewürfelte Zwiebel, vorher in der Pfanne gedünstet, **Wasser** ▶ 1 TL Sojasauce, **Holz** ▶ 2 EL frische, glatte, zerkleinerte Petersilie, **Feuer** ▶ 1 Prise Rosenpaprika, **Erde** ▶ Sesamöl, 4 Tropfen, **Metall** ▶ 1 Messerspitze zerdrückter Knoblauch, **Wasser** ▶ 1 Schuss Mineralwasser, **Holz** ▶ 1 EL Saft einer frisch gepressten Zitrone, **Feuer** ▶ 1 Prise Thymian.
- Die Masse pürieren, damit eine Paste entsteht.
- Sie sollten zum Frühstück nur 1 Scheibe Brot mit dieser herzhaften Paste essen.
- Im Herbst bzw. Winter Vollkornbrot/Weißbrot toasten.

Wirkung: erwärmend, den mittleren Erwärmer stärkend
Wirkung im Winter: die erwärmende Wirkung der Red-Kidney-Bohnen-Paste wird durch das Toasten noch verstärkt

6. Tag: Früchtecocktail

Zutaten: *2 Spalten einer Orange, in Würfel geschnitten, 3 Pampelmusenspalten rosé, in Stücke geschnitten, $^1/_2$ süßer, gewürfelter Apfel, 1 kleines, frisches Pfefferminzblatt, 1 Schuss Mineralwasser, 1 EL Ananasstücke, 1 Prise Getreidekaffee, 1 TL Kokosflocken*

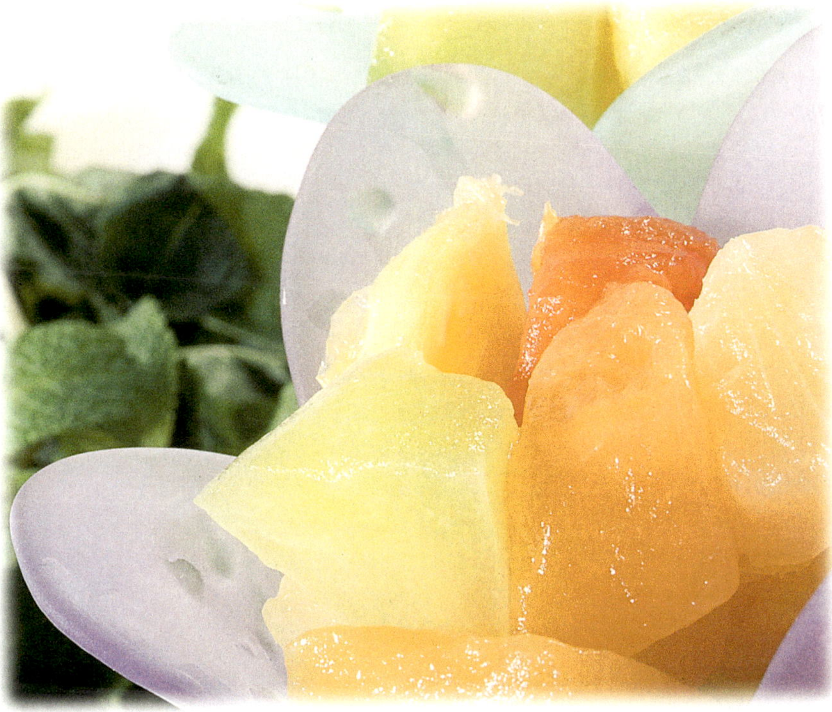

In eine Schüssel nacheinander geben: **Holz** ▶ 2 Orangenspalten, in Würfel geschnitten, **Feuer** ▶ 3 Pampelmusenspalten rosé, in Stücke geschnitten, **Erde** ▶ $^1/_2$ süßer Apfel, gewürfelt, **Metall** ▶ 1 kleines, frisches Pfefferminzblatt (im Winter 1 Prise Ingwerpulver), **Wasser** ▶ 1 Schuss Mineralwasser, **Holz** ▶ 1 EL Ananasstücke, **Feuer** ▶ 1 Prise Getreidekaffee einstreuen **Erde** ▶ 1 TL Kokosflocken (im Winter $^1/_2$ TL Zimt) umrühren.

Wirkung: erfrischend
Wirkung im Winter: mit der Zugabe von Zimt und Ingwer wird die erfrischende Wirkung etwas abgemildert

7. Tag: Kichererbsen-Joghurt-Creme

Zutaten: *3 EL gekochte Kichererbsen, 1 Prise Salz, 3 EL Naturjoghurt, 1 Prise Rosenpaprika, 2 Spritzer Sesamöl, 1 TL gepresster Knoblauch, gemahlener Pfeffer, 1 Schuss Sojasauce, 1 EL gehackte Petersilie, 1 Scheibe Vollkornbrot oder Weißbrot*

- Vorbereitung: **Wasser** ▶ 3 EL Kichererbsen gut waschen, dann einweichen lassen, kochen, bis sie sehr weich sind, abseihen und pürieren.
- Die Masse in eine Schüssel geben und in folgender Reihenfolge hinzufügen: **Wasser** ▶ 1 Prise Salz, **Holz** ▶ 3 EL Naturjoghurt, **Feuer** ▶ 1 Prise Rosenpaprika, **Erde** ▶ 2 Spritzer Sesamöl, **Metall** ▶ 1 TL Knoblauch, mit gemahlenem Pfeffer abschmecken, **Wasser** ▶ mit 1 Schuss Sojasauce abschmecken, **Holz** ▶ 1 EL gehackte Petersilie untermischen.
- Alles pürieren und als Brotaufstrich verwenden.
- 1 Scheibe Vollkornbrot oder Weißbrot dazu essen. Der Rest des Brotaufstriches ist noch ca. 2 Tage haltbar.
- Im Herbst/Winter Vollkornbrot toasten.

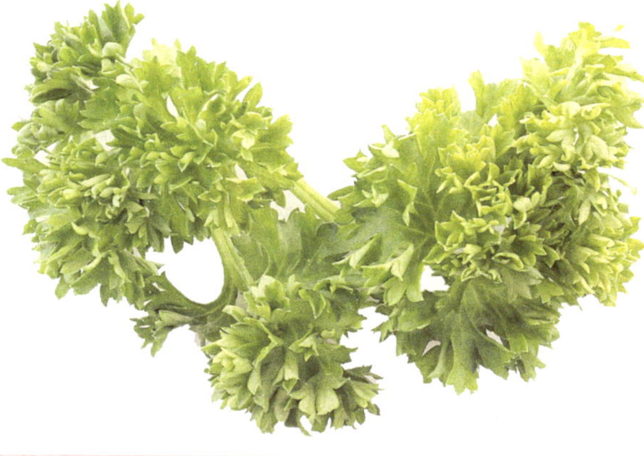

Wirkung: den mittleren Erwärmer stärkend, leicht erfrischend, die Nieren stärkend.
Wirkung im Winter: Vollkornbrot toasten: dann erwärmend

8. Tag: Italienisches Bruschetta

Zutaten: *2 reife Strauchtomaten, 1 Prise Oregano, 2 EL Virgine-Olivenöl, $^1/_2$ Zehe Knoblauch (wahlweise 1 EL klein gehackte, milde Zwiebeln), 1 Prise Salz, gehackte, glatte, frische Petersilie, 1 Scheibe Weißbrot oder Vollkornbrot*

- Dazu frisches Baguette, vier 1,5 cm dicke Scheiben, die in kälterer Jahreszeit auch getoastet werden können.
- In eine Schüssel nacheinander geben: **Holz** ▶ 2 Tomaten, in kleine Würfel geschnitten, **Feuer** ▶ 1 Prise Oregano, **Erde** ▶ 2 EL Olivenöl, **Metall** ▶ $^1/_2$ Zehe Knoblauch (wahlweise auch 1 EL klein gehackte,

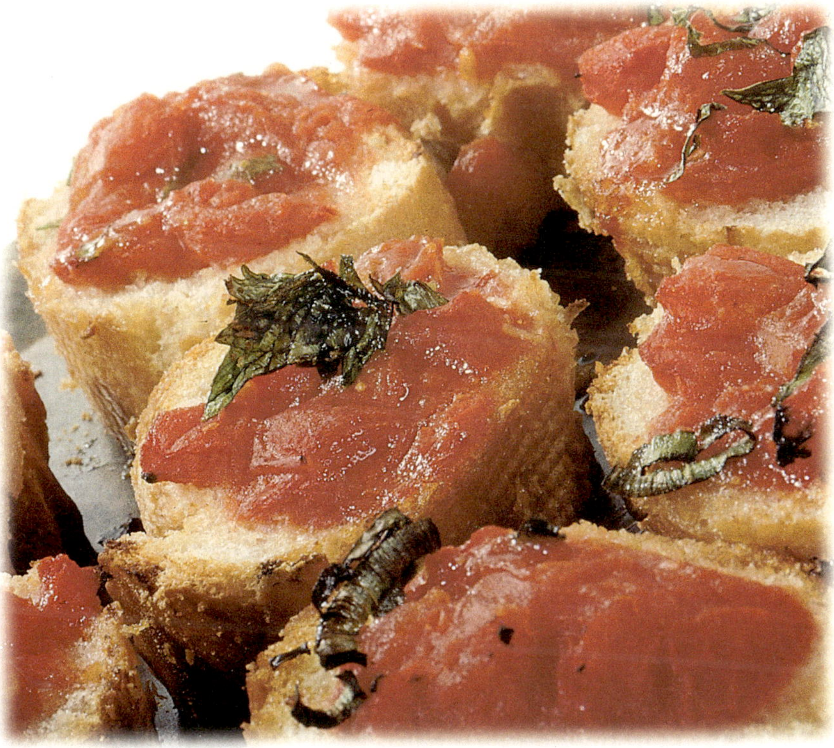

milde Zwiebeln), **Wasser** ▶ 1 Prise Salz, **Holz** ▶ 1 EL gehackte, glatte Petersilie.

- Alles vermischen und als Brotaufstrich verwenden.
- **Im Sommer:** 1 Scheibe Weißbrot.
  Im Winter: 1 Scheibe Vollkornbrot, getoastet.

Wirkung: erfrischend, Verdauungssäfte produzierend, anregend

9. Tag: Haferflocken mit Pflaumen

Zutaten: *3 frische, reife Pflaumen oder 3 EL Pflaumen, ungezuckert, aus dem Glas, $^1/_2$ TL Zimt, $1^1/_2$ EL Haferflocken, Ingwerpulver, 1 Prise Salz, 2 EL Naturjoghurt, 1 Messerspitze Kakaopulver*

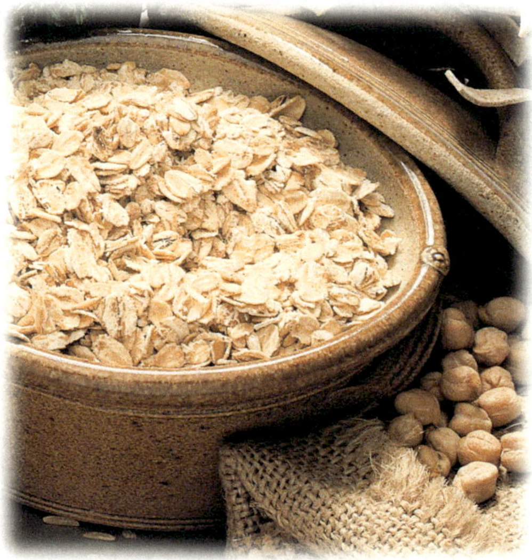

- Pflaumen in Stücke schneiden und in einen Topf geben.
- Mit $^1/_2$ TL Zimt langsam erwärmen, dabei aber nicht stark aufkochen lassen.
- $1^1/_2$ EL Haferflocken zum Rösten (im Winter) in eine Pfanne geben und auf nicht zu heißer Herdplatte kurz anrösten.
- In eine Müslischale nacheinander geben:

Feuer/Erde ▶ 1½ EL geröstete Haferflocken, **Metall** ▶ 1 Prise Ingwerpulver, **Wasser** ▶ 1 Prise Salz, **Holz** ▶ 2 EL Naturjoghurt, **Feuer** ▶ 1 Messerspitze Kakaopulver, **Erde** ▶ Pflaumen und Zimt (im Winter).

- Alles gut vermischen und als Müsli essen.

Wirkung: Den mittleren Erwärmer (Milz und Magen) stärkend, erwärmend, baut Milz- und Nieren-Chi auf, stärkend bei Erschöpfungszuständen, scheidet übermäßige Feuchtigkeit aus

10. Tag: Kressequark auf Roggenknäckebrot

Zutaten: *3 EL Magerquark, Paprikapulver, etwas Vollmilch, 2 EL geschnittene, frische Kresse, Pfeffer, Salz, 2 Scheiben Roggenknäckebrot aus Sauerteig*

- In eine Schale nacheinander geben: **Holz** ▶ 3 EL Magerquark, **Feuer** ▶ Paprikapulver, **Erde** ▶ mit Vollmilch glatt rühren, **Metall** ▶ 2 EL frische Kresse und 1 Prise Pfeffer, **Wasser** ▶ mit Salz oder Kräutersalz abschmecken.
- Dazu 2 Scheiben Roggenknäckebrot aus Sauerteig.

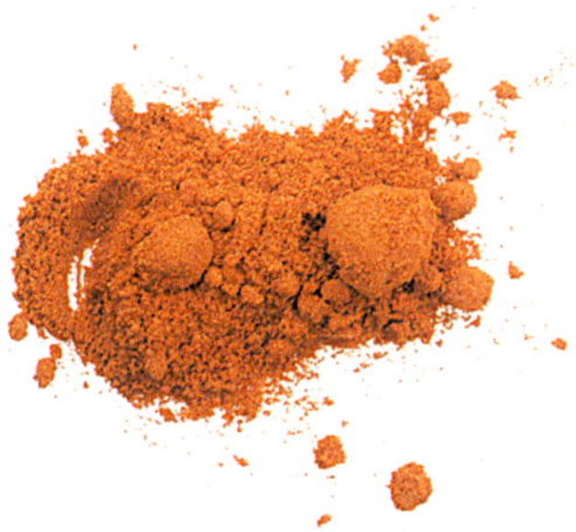

Wirkung: erfrischend, die Oberfläche öffnend, Erkältungen vorbeugend

11. Tag: Vollkornbrötchen mit Tomatenscheiben und frischem Basilikum

Zutaten: *1 Tomate, 1 Prise Oreganogewürz, 1 EL geröstete Sonnenblumenkerne, 2–3 frische Basilikumblätter, Kräutersalz, 1 Schuss Balsamico-Essig, 2 EL Olivenöl, 1 Vollkornbrötchen*

- Auf einem Teller anrichten: **Holz** ▶ 1 Tomate in Scheiben, **Feuer** ▶ 1 Prise Oreganogewürz darüber streuen, **Erde** ▶ 1 EL geröstete Sonnenblumenkerne darüber streuen, **Metall** ▶ 2–3 frische, klein gezupfte Basilikumblätter darüber streuen, **Wasser** ▶ Kräutersalz, **Holz** ▶ 1 Schuss Balsamico-Essig, **Erde** ▶ 2 EL Olivenöl darüber gießen.
- 1 Vollkornbrötchen dazu essen (im Winter getoastet).

Wirkung: erfrischend, zusammenziehend, Säfte bewahrend
Wirkung im Winter: Vollkornbrot toasten: dann erwärmend

12. Tag: Früchtefrühstück

Das Früchtefrühstück ist ein sehr guter Start in den Tag, da es den Körper erfrischt, wenig mit Kalorien belastet und nicht schwer im Magen liegt. Allerdings sollten bei magenempfindlichen Menschen immer ein paar Kohlenhydrate (1–2 EL Polenta oder Haferflocken) dazu gereicht werden, da die Fruchtsäuren sonst für Magenbeschwerden sorgen könnten.

Sommerfrüchtefrühstück

Zutaten: *2 EL Ananasstücke, 3 EL Naturjoghurt (oder 3 EL Magerquark mit Vollmilch glatt gerührt), Getreidekaffeepulver, 3 EL Wassermelone, in Würfel (2 x 2 cm) geschnitten, $^1/_2$ Mango in Scheiben (oder $^1/_2$ süßer Apfel)*

☯ In eine Schale geben: **Holz** ▶ 2 EL Ananas, **Holz** ▶ 3 EL Naturjoghurt, **Feuer** ▶ 1 Prise Getreidekaffee darüber streuen, **Erde** ▶ 3 EL Wassermelone, gewürfelt, **Erde** ▶ $^1/_2$ Mango oder $^1/_2$ süßer Apfel in Scheiben

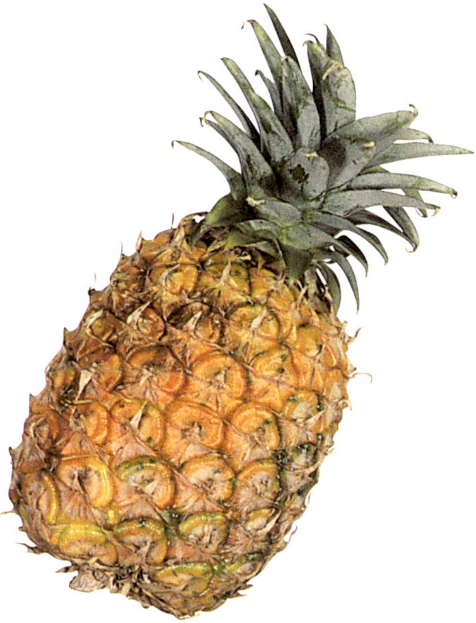

Wirkung: erfrischend, bewahrt die Säfte im Körper, anregend

Herbst- bzw. Winterfrüchtefrühstück

Zutaten: *1 Mandarine, in Stücke geschnitten, je $^1/_2$ Apfelsine und $^1/_2$ Pampelmuse rosé, in Stücke geschnitten, 3 Walnüsse, 1 EL Ahornsirup, $^1/_2$ TL Zimt*

☯ In eine Schale geben: **Holz** ▶ Mandarinenstücke, **Holz** ▶ Apfelsinenstücke, **Feuer** ▶ Pampelmusenstücke, rosé, **Erde** ▶ 3 zerkleinerte Walnüsse, 1 EL Ahornsirup, $^1/_2$ TL Zimt.

Wirkung: leicht erwärmend, bewahrt die Säfte im Körper, das Yang stärkend, anregend

13. Tag: Avocado-Joghurt-Paste (Brotaufstrich)

Zutaten: *1/2 reife Avocado, 1/2 zerdrückte Knoblauchzehe (wahlweise klein gehackte, gedünstete Zwiebel), 1/2 TL Salz, 2 EL Naturjoghurt, 1 EL Saft einer frischen Zitrone, 1 Scheibe Vollkornbrot oder Weißbrot*

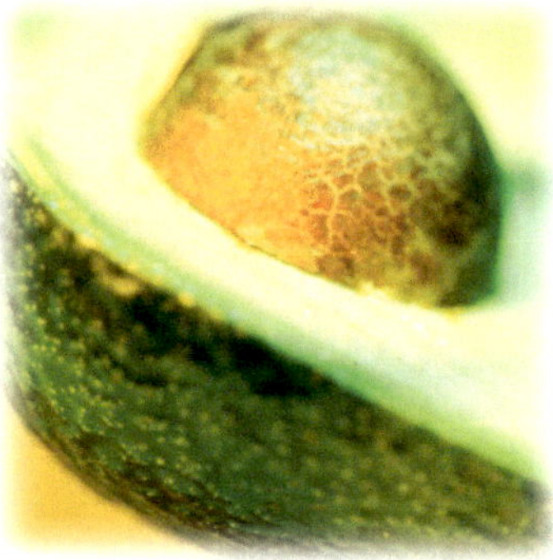

- In eine Schüssel nacheinander geben: **Erde ▶** das weiche Mark einer halben reifen Avocado, gut zerdrücken, **Metall ▶** 1/2 zerdrückte Knoblauchzehe (wahlweise klein gehackte, gedünstete Zwiebel), **Wasser ▶** 1/2 TL Salz, **Holz ▶** 2 EL Naturjoghurt, 1 EL Zitronensaft.
- Alles pürieren, als Brotaufstrich verwenden.
- Im Sommer: 1 Scheibe Vollkornbrot oder Weißbrot damit bestreichen, im Winter: 1 Scheibe Vollkornbrot, getoastet, damit bestreichen.

Wirkung: erfrischend,
den mittleren Erwärmer stärkend

14. Tag: Polenta (Grundrezept)

Zutaten: *1 Tasse Polenta, 2 Tassen Wasser, Salz, 1 EL Butter, 1 Prise Zucker*

- 1 Tasse Polenta auf 2 Tassen Wasser mit Salz, etwas Butter (1 EL) und 1 Prise Zucker unter Rühren aufkochen lassen, danach den Elektroherd ausstellen bzw. Gasherd auf kleinste Flamme stellen und auf der Restwärme der Platte ca. 10 Minuten unter gelegentlichem Umrühren nachgaren lassen. Die Hälfte der Polentamenge aus dem Grundrezept reicht für eine Person zum Frühstück.

Kalte Polenta mit frischen Sommerbeeren (Himbeeren, Erdbeeren)

Zutaten: *1 Tasse Polenta, 3–4 EL Himbeeren und/oder 3–4 EL Erdbeeren, 2 EL Wasser, 1 EL Ahornsirup*

- Die Polenta in eine Schüssel geben.
- Die gewaschenen Beeren etwas zerkleinern, damit sich das Aroma besser entfaltet. Die Beeren über die Polenta geben.
- 2 EL Wasser mit 1 EL Ahornsirup vermischen, dieses unter die Polenta rühren.

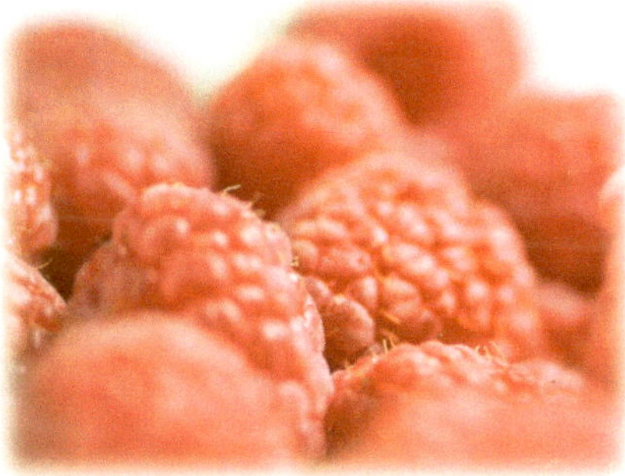

Wirkung: den mittleren Erwärmer stärkend,
das Milz-Chi aufbauend, leicht erfrischend

Polenta mit warmen Pflaumen (im Winter)

Zutaten: *1 Tasse Polenta, 3–4 reife Pflaumen oder 3–4 EL ungezuckerte Pflaumen aus dem Glas, 1 TL Zimt*

- 3–4 reife Pflaumen und 2 EL Wasser oder 3–4 EL ungezuckerte Pflaumen im eigenen Saft aus dem Glas mit 1 TL Zimt in einem kleinen Topf erwärmen.
- Die Zimtpflaumen über die Polenta in eine Schale geben.

Wirkung: den mittleren Erwärmer stärkend,
das Milz-Chi aufbauend, erwärmend

Hauptgerichte

Alle Hauptgerichte sind in maximal 30–40 Minuten zubereitet. Das ist wichtig, denn die 5-Elemente-Diät ist so in Ihrem Alltag auch umsetzbar. Die Zutaten sind meist überall erhältlich, auch wenn Sie keinen Bioladen in der Nähe haben. Wenn möglich, machen Sie einen monatlichen Einkauf in einem asiatischen Lebensmittelkaufhaus. Dort ist der Reis (Basmatireis) sehr günstig, ebenso Kokosprodukte und exotische Gewürze und vor allem frischer Ingwer. Die Fleischgerichte sind eher rar in dieser 14-tägigen Diät, denn geschmacklich sind die Gerichte so herzhaft und wohlschmeckend, dass durchaus einmal auf Fleisch verzichtet werden kann. Das Garen der Hülsenfrüchte sollte möglichst im Dampfkochtopf geschehen, da dies zeit- und energiesparend ist und auch wertvolle Pflanzeninhaltsstoffe dank des schonenden Garens eher erhalten bleiben.

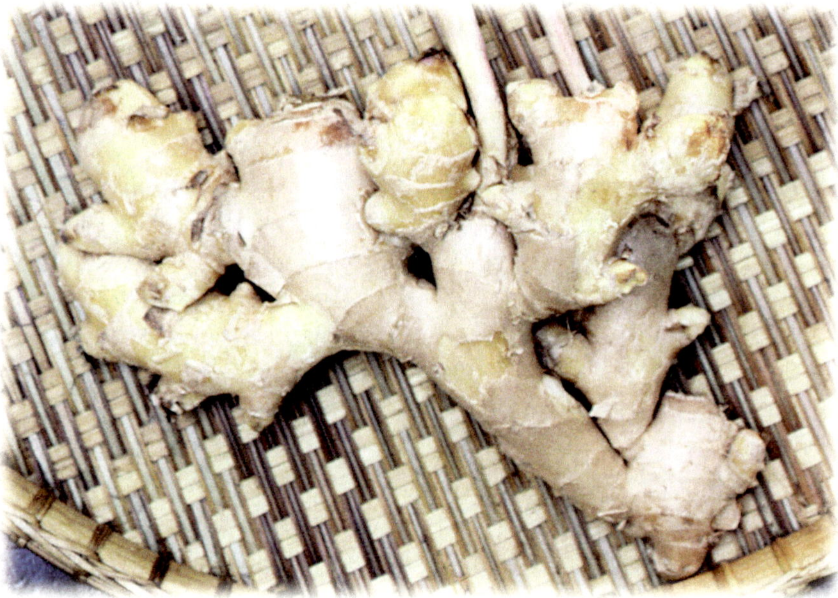

Natürlich ist das Garen im Dampfkochtopf vom traditionell-energetischen Gedanken her nicht so effektiv wie etwa das mehrstündige Kochen und damit das Thermisieren einer Speise. Doch wichtig erscheint hier zunächst einmal die Zeit sparende Durchführung der Essenszubereitung. Wer über viel Zeit verfügt, kann die Gerichte natürlich genauso im normalen Topf entsprechend länger kochen lassen und so den thermischen Effekt des Yangisierens (z. B. bei der Hühnersuppe), wenn es denn gewünscht wird, mit in die Speisen einbringen.

Auch die Hauptgerichte sind in der Zutatenliste für 1 Person berechnet. Falls Sie auf die Fleischgerichte verzichten wollen, berechnen Sie einfach die doppelte Menge eines vegetarischen Gerichts (z. B. die Ingwerlinsen oder das Kichererbsen-Gemüse), das Sie dann über 2 Tage hinweg essen können.

1. Tag: Ingwerlinsen in Kokoscreme

Zutaten: *Sonnenblumenöl, 1 kleine Zwiebel, ein 3 x 3 cm großes Stück Ingwer, 1 große Tasse (Kaffeebecher) rote Linsen, 3 große Tassen Wasser oder Gemüsebrühe, 2 frische Fleischtomaten ohne Schale, 1 TL Paprikapulver, 1 Möhre (in Würfel geschnitten), 1/2 Stange Lauch (längs halbiert und in Scheiben geschnitten), 1 Prise Salz, 2 EL frisch gehackte glatte Petersilie, Chilipulver, 4–5 EL Kokosflocken oder 1/2 Dose Kokosmilch, 1–2 EL indischer Curry, 1 Knoblauchzehe*

- In einen großen Dampfkochtopf nacheinander geben: **Erde** ▶ etwas Sonnenblumenöl erhitzen, **Metall** ▶ 1 kleine Zwiebel, klein gehackt, und den Ingwer, klein geschnitten, andünsten, **Wasser** ▶ 1 große Tasse rote Linsen einrühren, 3 Tassen Wasser oder Gemüsebrühe dazugeben, **Holz** ▶ 2 frische Fleischtomaten ohne Schale, **Feuer** ▶ 1 TL Paprikapulver, **Erde** ▶ 1 Möhre, in Würfel geschnitten, **Metall** ▶ 1/2 Stange Lauch, in Scheiben geschnitten, **Wasser** ▶ 1 Prise Salz, **Holz** ▶ 2 EL frisch gehackte glatte Petersilie, **Feuer** ▶ etwas Chilipulver, **Erde** ▶ 4–5 EL Kokosflocken oder 1/2 Dose Kokosmilch, **Metall** ▶ 1–2 EL Curry und 1 Zehe Knoblauch.

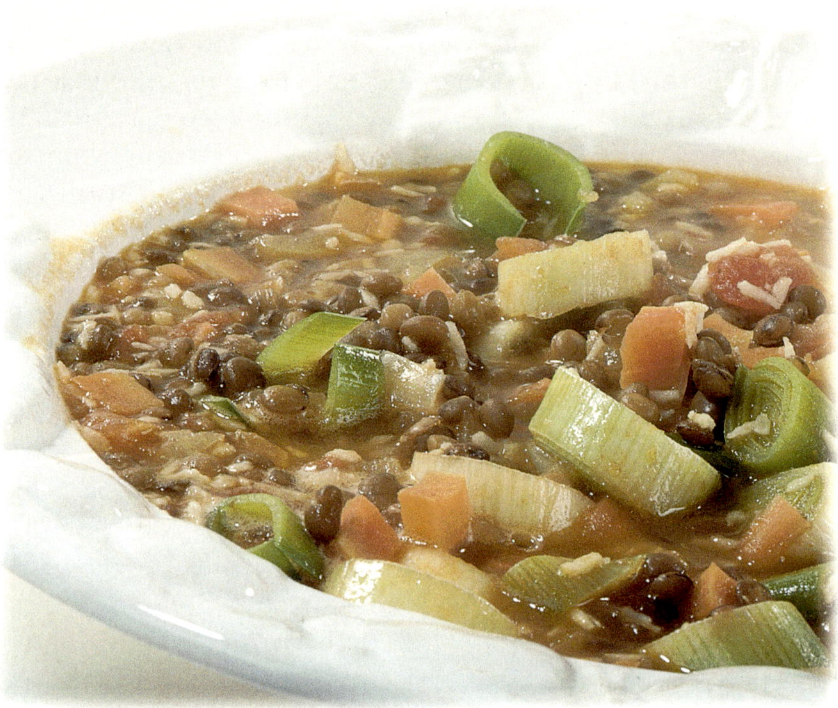

- Den Dampfkochtopf verschließen und darin ca. 10 Minuten garen. Die Garzeit in einem normalen Kochtopf beträgt ca. 40 Minuten.
- Die Ingwerlinsen schmecken besonders gut, wenn die Gewürze ein paar Stunden lang unter Abkühlen ihre Wirkung voll entfalten konnten. Danach das Gericht unter Umrühren nochmals vorsichtig erwärmen, damit die sehr feinen Linsen nicht ansetzen, und servieren.

Wirkung: leicht erwärmend, Milz und Magen stärkend, stärkt die Körperabwehr, stärkt die Niere

2. Tag: Auberginen mit Quark-Käse-Füllung

Füllung: *200 g Magerquark, 1 Prise Rosenpaprika, 1 EL Pinienkerne oder 1 EL Mandelscheibchen, 1 Zehe Knoblauch, Emmentaler Käse, gerieben, Salz, 1 Bund glatte Petersilie (3 EL gehackte Petersilie), 1 EL Zitronensaft, 1 Aubergine*

- In eine Schüssel die Zutaten für die Füllung geben: **Holz/Erde** ▶ 200 g Magerquark, **Feuer** ▶ 1 Prise Rosenpaprikapulver, **Erde** ▶ 1 EL Pinienkerne oder Mandelscheibchen, **Metall** ▶ 1 Zehe Knoblauch, klein gehackt, und Emmentaler, gerieben, **Wasser** ▶ 1 Prise Salz (vorsichtig abschmecken!), **Holz:** 3 EL klein gehackte Petersilie, 1 EL Zitronensaft
- **Feuer:** Backofen vorheizen.
- **Erde:** 1 Aubergine, halbieren, aushöhlen und kurz in Salzwasser blanchieren. Das Mark der Auberginen ist für den Brotaufstrich aus dem Frühstücksrezept 3. Tag zu verwenden.
- Die ausgehöhlten Auberginenhälften mit der Masse füllen. Danach 30–40 Minuten bei 180 °C im vorgeheizten Backofen auf mittlerer Stufe backen.
- Diese Füllung lässt sich sehr vielseitig verwenden. Sie kann roh auf Brot oder zu Pellkartoffeln gegessen werden und ist schon dann schmackhaft. Neben Auberginen können auch andere Gemüse damit gefüllt werden, z. B. Gemüse-Paprika (halbieren) oder Riesenchampignons (ausgehöhlt).

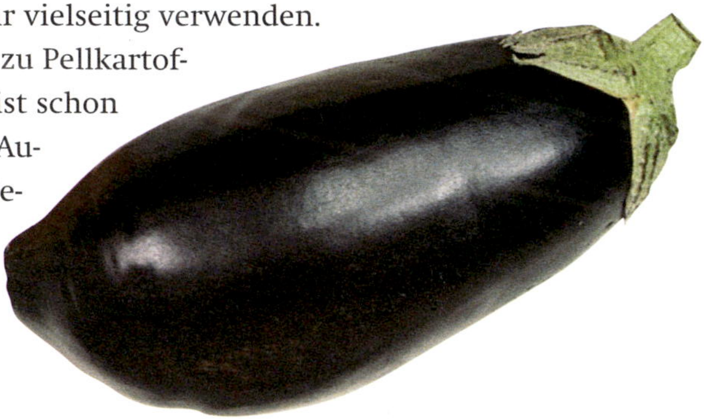

Wirkung: stärkt den mittleren Erwärmer, bewahrt die Säfte

3. Tag: Kichererbsen-Gemüse-Eintopf

Zutaten: *1 kleine Tasse (Kaffeetasse) Kichererbsen, Wasser, Salz, 1 Tomate, $^1/_4$ TL Chilipulver, 1 Möhre, $^1/_4$ TL Kreuzkümmel, 2 EL Curry, $^1/_2$ TL Pfeffer, 1 EL gekörnte Brühe, 1 EL Apfelessig, 1 TL Paprikapulver, 1–2 EL Kokosraspeln oder $^1/_4$ Dose Kokosmilch, 1 EL Rosinen, $^1/_4$ Stange Lauch*

- Die kleine Tasse Kichererbsen zunächst über Nacht in einer Schüssel einweichen. Danach in frischem Wasser, sodass die Kichererbsen bedeckt sind, und mit 1 TL Salz ca. 90 Minuten in einem normalen Topf weich kochen. (Garzeit im Dampftopf: 10 Minuten). Kochwasser abgießen.

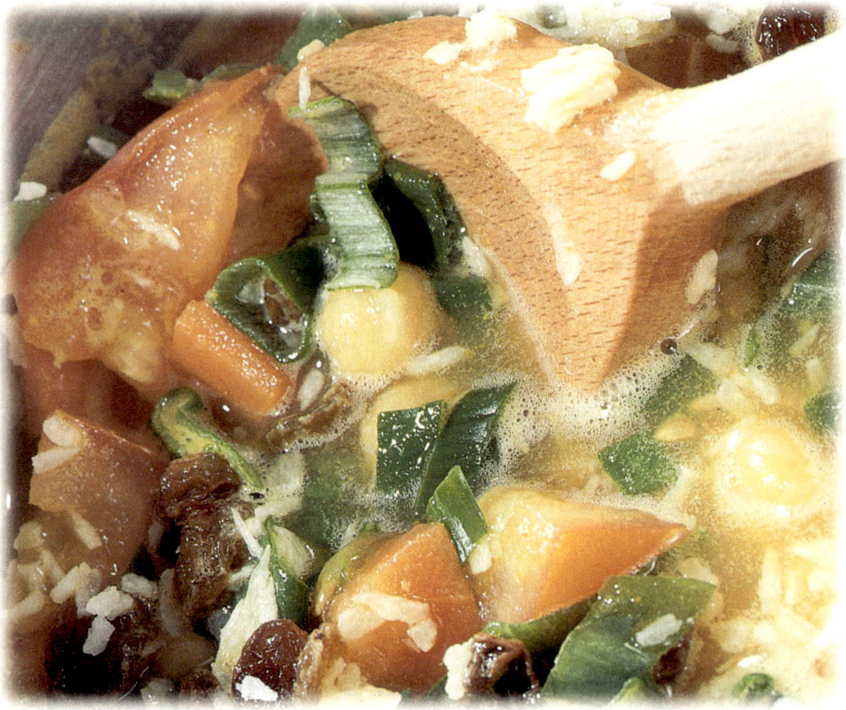

Das Rezept kann auch mit 100 g Lammfleisch – z. B. Lammschulter– zubereitet werden.

Tipp

- In einen Kochtopf/Dampfkochtopf nacheinander geben: **Wasser** ▶ 1 kleine Tasse Kichererbsen (fertig gegart) und $^1/_2$ l Wasser, **Holz** ▶ 1 Tomate, geschält und gewürfelt, **Feuer** ▶ $^1/_4$ TL Chili-Pulver, **Erde** ▶ 1 gewürfelte Möhre, **Metall** ▶ $^1/_4$ TL Kreuzkümmel, 2 EL Curry, $^1/_2$ TL Pfeffer, **Wasser** ▶ 1 EL gekörnte Brühe, **Holz** ▶ 1 EL Apfelessig, **Feuer** ▶ 1 TL Paprikapulver, **Erde** ▶ 1–2 EL Kokosraspeln, 1 EL Rosinen, **Metall** ▶ $^1/_4$ Stange Lauch, geschnitten, **Wasser** ▶ mit Salz abschmecken.
- Alles ca. 10 Minuten (Dampftopf 5 Minuten) kochen, 15 Minuten ohne weitere äußere Hitzezufuhr durchziehen lassen, danach servieren.

Wirkung: stärkt die Nieren, stärkt den mittleren Erwärmer (Milz und Magen), erwärmend

4. Tag: Hühnerbrust mit Ingwer und Pfeffer

Zutaten: *Sonnenblumenöl, ein 2 x 2 cm großes Stück Ingwer, 1 Zehe Knoblauch, 2 EL Sojasauce, 150 g Hühnerbrust, 1 TL Rosenpaprika, 1 EL Sesamsaat (geröstet), $^1/_2$ TL schwarzer Pfeffer, $^1/_4$ l Gemüsebrühe, 1 EL saure Sahne, 3–4 EL gekochter Reis*

- In eine hohe Pfanne nacheinander geben: **Erde** ▶ Sonnenblumenöl erhitzen, **Metall** ▶ Ingwer, klein gehackt, fein geschnittenen Knoblauch anbraten, **Wasser** ▶ 2 EL Sojasauce, **Holz** ▶ 150 g Hühnerbrust, klein geschnitten, hinzufügen und umrühren.
- **Feuer** ▶ 1 TL Rosenpaprika, **Erde** ▶ 1 EL Sesamsaat, vorher in kleiner Pfanne geröstet, hinzugeben, **Metall** ▶ $^1/_2$ TL schwarzer Pfeffer,

Wasser ▶ mit $^1/_4$ l Gemüsebrühe aufgießen, **Holz** ▶ 1 EL saure Sahne unterrühren.

- 10 Minuten köcheln lassen.
- Mit 3–4 EL gekochtem Reis servieren.

Wirkung: Erwärmung, stärkt das Nieren-Yin und Lungen-Yang, bei Blutmangel, innerer Unruhe und Schlaflosigkeit, Kältetockenheit der Lunge

5. Tag: Rindfleisch mit Chilis (nicht vegetarisch)

Zutaten: *2 EL Sonnenblumenöl, 100 g Rindergulasch, 1 kleine Zwiebel, fein gehackt, Salz, Wasser, 2 EL frische, geschnittene Petersilie, 1 EL Balsamico-Essig, 1 Tomate (gehäutet), in kleine Würfel geschnitten, 1 cm Chilischote oder 1 TL Chilipulver, $^1/_2$ Glas trockener Rotwein, je $^1/_2$ gelbe und rote Paprika (gewürfelt), 1 Knoblauchzehe, gekörnte Brühe, 2 EL saure Sahne, $^1/_2$ TL Rosmarin, $^1/_2$ TL Oregano, 3–4 EL gekochter Reis*

- In einen hohen Topf/Dampfkochtopf geben: **Feuer** ▶ Heißer Topf, **Erde** ▶ 2 EL Sonnenblumenöl, **Erde** ▶ 100 g Rindergulasch, 2 x 2 cm gewürfelt.
- Fleisch anbraten. **Metall** ▶ 1 kleine Zwiebel, fein gehackt, dazugeben, gut umrühren, **Wasser** ▶ 1 TL Salz und mit $^1/_2$ l Wasser ablöschen, **Holz** ▶ 2 EL frische, geschnittene Petersilie, 1 EL Balsamico-Essig, 1 Tomate ohne Haut, in kleine Würfel geschnitten.
- Gut umrühren. **Feuer** ▶ 1 cm einer zerkleinerten Chilischote oder 1 TL Chilipulver, $^1/_2$ Glas trockener Rotwein, **Erde** ▶ $^1/_2$ gelbe und $^1/_2$ rote Paprika, in kleine Würfel geschnitten, hinzugeben, **Metall** ▶ 1 Knoblauchzehe, klein geschnitten, **Wasser** ▶ gekörnte Brühe oder Salz zum Abschmecken, **Holz:** 2 EL saure Sahne, **Feuer:** $^1/_2$ TL Rosmarin, $^1/_2$ TL Oregano.

- Je nach Fleischqualität 30–40 Minuten gar kochen lassen (Dampfkochtopf 10 Minuten).
- Mit 3–4 EL gekochtem Reis (entspricht ca $1^1/_2$ EL ungekochtem Reis auf 150 ml Wasser) servieren.

Wirkung: sehr erwärmend, hebt das Yang an, regt Herz-Kreislauf-Tätigkeit an, baut das Chi auf (besonders Milz-Chi), gegen innere Feuchtigkeit und Kälte, nicht bei Hypertonie/übermäßigem Yang

6. Tag: Kichererbsen mit Austernpilzen und Curry

Zutaten: *1 kleine Tasse Kichererbsen, Wasser, Salz, 3 EL Sonnenblumenöl, 1 Knoblauchzehe, 1 kleine Zwiebel, ein 2 x 2 cm großes Stück Ingwer, in kleine Stücke geschnitten, $^1/_2$ l Gemüsebrühe, 2 Tomaten (gewürfelt), 1 Prise Rosenpaprika, 2 Tropfen Sesamöl, 100 g Austernpilze, 2 TL Curry, 1 TL Koriander, 1 kleiner Naturjoghurt, 2 EL frische, zerkleinerte Petersilie, 2 geröstete Cashewnüsse, 2 EL gekochter Basmatireis*

- Die kleine Tasse Kichererbsen zunächst über Nacht in einer Schüssel einweichen. Danach in frischem Wasser, sodass die Kichererbsen bedeckt sind, und mit 1 TL Salz ca. 90 Minuten in einem normalen Topf weich kochen. (Garzeit im Dampfkochtopf: 10 Minuten).
- In einen hohen Topf geben: **Feuer/Erde** ▶ heißer Topf mit 3 EL Sonnenblumenöl, **Metall** ▶ 1 zerkleinerte Zehe Knoblauch, 1 kleine, fein gehackte Zwiebel, klein geschnittenen Ingwer, **Wasser** ▶ $^1/_2$ l Gemüsebrühe, **Holz** ▶ 2 Tomaten, in Stücke geschnitten, dazu, **Feuer** ▶ 1 Prise Rosenpaprika, **Erde** ▶ 2 Tropfen Sesamöl, 100 g Austernpilze, in Streifen geschnitten, **Metall** ▶ 2 TL Curry, 1 TL Koriander, **Wasser** ▶ 1 kleine Tasse Kichererbsen (vorher gegart) hinzufügen.
- Alles zum Kochen bringen und 20 Minuten nachköcheln lassen (Dampfkochtopf 5 Minuten), 10 Minuten abkühlen lassen. **Holz** ▶

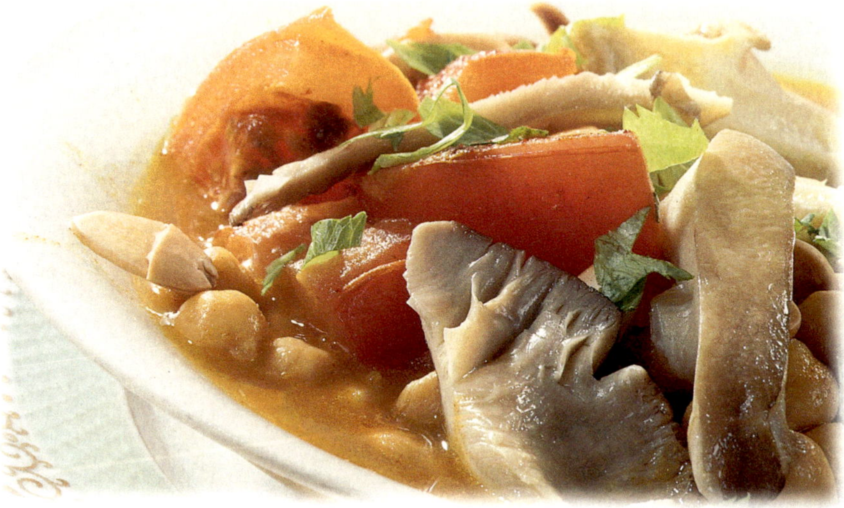

1 kleinen Naturjoghurt unterrühren und 2 EL frische, zerkleinerte Petersilie dazu.

- In tiefem Teller servieren und zum Schluss: **Erde** ▶ 2 geröstete und zerkleinerte Cashewnüsse darüber streuen.
- Beilage: 2 EL gekochter Basmatireis.

Wirkung: stärkt die Niere, löst Schleim auf, stärkt Milz und Magen

7. Tag: Auberginen in Kokossauce mit exotischen Gewürzen

Zutaten: *2 EL Sonnenblumenöl, 1 Aubergine (in ca. 2 x 2 cm Würfel geschnitten), 1 Zwiebel (klein gehackt), 1 etwa 2 x 2 cm großes Stück Ingwer (klein geschnitten),*

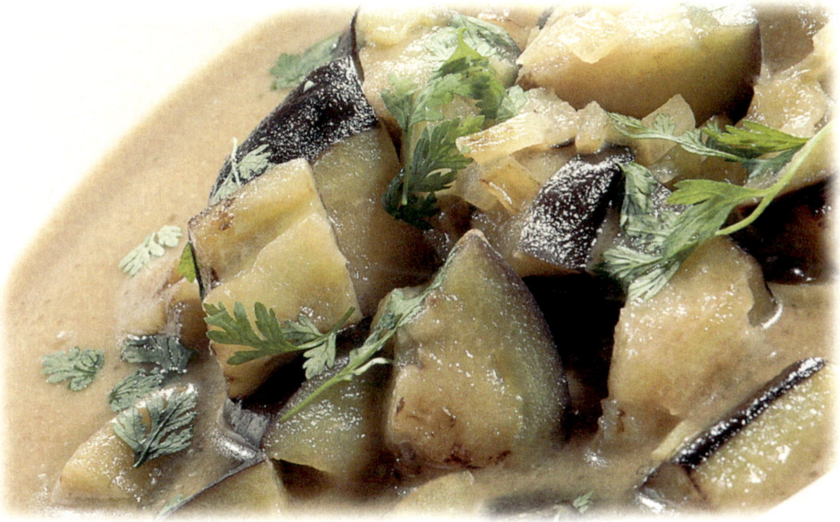

1 EL Sojasauce, 1 EL Balsamico-Essig, 1 TL Paprikapulver, $^1/_2$ Dose Kokossauce, 1 TL Koriander, $^1/_2$ TL Kreuzkümmel, 3 TL Curry, $^1/_2$ l Gemüsebrühe oder Wasser

- In eine Topf nacheinander geben: **Feuer/Erde** ▶ nicht zu heißer Topf mit 2 EL Sonnenblumenöl, **Erde** ▶ 1 Aubergine, in 2 x 2 cm große Würfel geschnitten, **Metall** ▶ anschließend Zwiebel und Ingwer dazu.
- Gut verrühren, **Wasser** ▶ 1 EL Sojasauce, **Holz** ▶ 1 EL Balsamico-Essig, **Feuer** ▶ 1 TL Paprikapulver, **Erde** ▶ $^1/_2$ Dose Kokossauce, **Metall** ▶ 1 TL Koriander, $^1/_2$ TL Kreuzkümmel, 3 TL Curry, **Wasser** ▶ mit $^1/_2$ l Gemüsebrühe oder Wasser ablöschen.
- Etwa 15 Minuten im Topf auf kleiner Flamme köcheln lassen.

Wirkung: stärkt den mittleren Erwärmer (Milz und Magen), wärmend

8. Tag: Spinat mit Knoblauch und Pinienkernen

Zutaten: *je $^1/_2$ Tasse Wildreis und Basmatireis, Wasser, Salz, etwas Sonnenblumenöl, 150 g frischer Spinat (gewaschen und zerkleinert), 1 Zehe Knoblauch, 2 EL saure Sahne, 1 Prise Cayennepfeffer, 1 EL Pinienkerne, 1 Prise geriebene Muskatnuss, $^1/_2$ TL Pfeffer*

- Beilage: 3 EL Wild-/Basmatireis-Mischung: $^1/_2$ Tasse Wildreis auf 2 Tassen Wasser, Salz, 40 Minuten bei geschlossenem Deckel auf kleiner Flamme kochen. $^1/_2$ Tasse Basmatireis auf 2 Tassen Wasser, Salz, 20 Minuten bei geschlossenem Deckel auf kleiner Flamme kochen. Wild- und Basmatireis mischen. 3 EL der Mischung als Beilage verwenden.
- **Feuer/Erde** ▶ nicht zu heißer Topf mit Sonnenblumenöl, **Erde** ▶ 150 g zerkleinerten Spinat unter Rühren hinzufügen, **Metall** ▶ 1 Zehe Knoblauch, zerdrückt, **Wasser:** mit 150 ml Waser ablöschen.

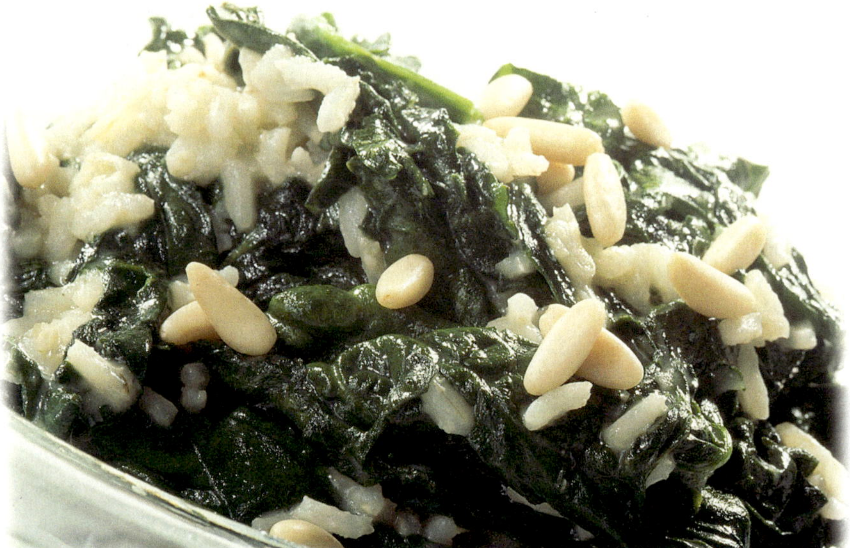

- Gut verrühren. Circa 15 Minuten garen, danach etwas abkühlen lassen, **Holz** ▶ 2 EL saure Sahne, **Feuer** ▶ 1 Prise Cayennepfeffer.
- Nochmals 5 Minuten köcheln lassen. Ab und zu umrühren, **Erde** ▶ 1 EL Pinienkerne, **Metall** ▶ 1 Prise Muskatnuss, gerieben, und $^1/_2$ TL Pfeffer, **Wasser** ▶ mit $^1/_2$ TL Salz (abschmecken).
- Den Spinat 5 Minuten durchziehen lassen. Mit der Reismischung (3 EL) servieren.

Wirkung: den mittleren Erwärmer stärkend, bei starkem Durst und Trockenheit, die Leber stärkend, bei Neigung zu Verstopfung

9. Tag: Brokkoli mit Senfsauce und geröstetem Grünkernschrot auf Wildreis

Zutaten: *2 kleine Kartoffeln, Wasser, 200 g Brokkoli, 1 kleine Zwiebel, 1 EL Sonnenblumenöl, 2 EL Sojasauce, 4 EL saure Sahne, 2 EL Grünkernschrot (in einer kleinen Pfanne vorher angeröstet), 1 EL süße Sahne, 2 EL Senf (altfranzösisch mit ganzen Senfkörnern)*

- Beilage: 2 kleine Pellkartoffeln.
- **Feuer** ▶ Topf mit heißem Wasser, **Erde** ▶ Brokkoli einmal längs halbieren und darin kochen.
- Kochzeit ca. 8–10 Minuten.
- In Extrapfanne: **Metall** ▶ in kleiner Pfanne Zwiebeln in etwas Sonnenblumenöl anbraten, **Wasser** ▶ 2 EL Sojasauce hinzufügen.
- Herd abdrehen.
- **Holz** ▶ 4 EL saure Sahne einrühren, **Feuer** ▶ 1 EL Grünkernschrot (separat vorher angeröstet), **Erde** ▶ 1 EL süße Sahne einrühren, **Metall** ▶ 2 EL Senf in die Sauce vorsichtig einrühren, **Wasser** ▶ ggf. mit etwas Wasser flüssiger machen (2 EL).

- Die Brokkoliknospen mit dem restlichen Grünkernschrot (1 EL) bestreuen, dann die Senfsauce über die 2 kleinen, halbierten Pellkartoffeln (Erde) und Brokkoli (Erde) geben.

Wirkung: erwärmend, schweißtreibend, wirkt auf Lunge und Dickdarm, sehr gut bei Erkältungen mit Husten, stärkt die Mitte (Milz und Magen), nicht bei Nervosität und Fieber geeignet

10. Tag: Fenchelgemüse

Zutaten: 1 Fenchelknolle, 2 EL Sonnenblumenöl, Frühlingszwiebeln, 1 EL Sojasauce, 200 ml Wasser oder Gemüsebrühe, 2 EL saure Sahne, 1 EL gerösteter Grünkernschrot, 2–3 EL gekochter Basmatireis

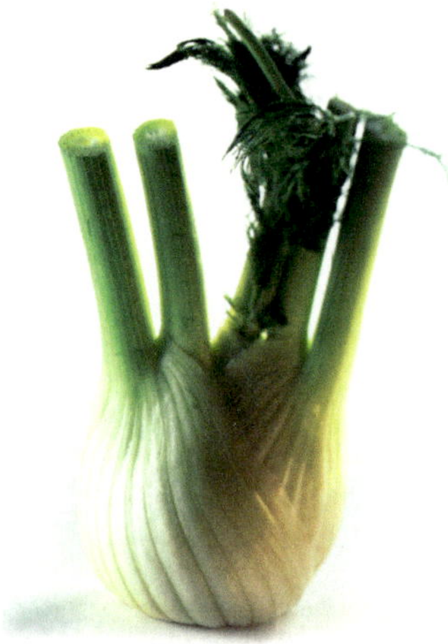

- In einem heißen Topf nacheinander zusammenrühren: **Feuer/Erde** ▶ Fenchelknolle, klein geschnitten, in heiße Pfanne mit 2 EL Sonnenblumenöl geben, **Metall** ▶ Frühlingszwiebeln, klein geschnitten, **Wasser** ▶ 1 EL Sojasauce und 200 ml Wasser oder Gemüsebrühe, **Holz** ▶ 2 EL saure Sahne einrühren, 1 EL gerösteter Grünkernschrot darüber streuen.
- Gegebenenfalls etwas Basmatireis (2–3 EL gekochten Reis) dazu.

Wirkung: den Unterbauch wärmend, bei Erkältungen, das Chi unterstützend

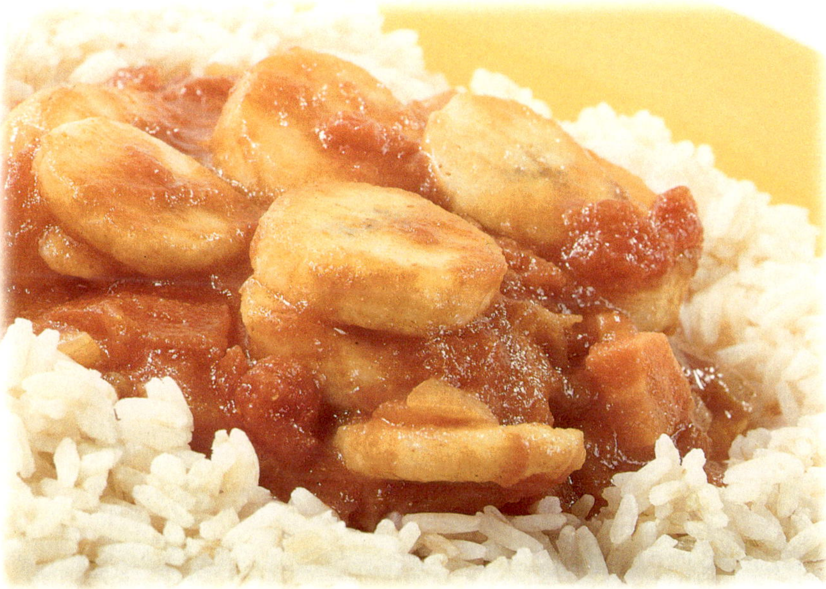

11. Tag: Bananencurry

Die Banane ist in ihrem Temperaturverhalten eher kalt – so wie fast alle Obstsorten. Durch die Zugabe von Ingwer und Curry und die Erwärmung beim Kochen wird daraus ein wärmendes, den Magen und die Milz stärkendes Gericht. ***Zutaten:*** *2 EL Sonnenblumenöl, frischen, 2 x 2 cm großen Ingwer (in kleine Würfel geschnitten), 1 kleine gehackte Zwiebel, Wasser, 1 kleine Tomate (gehäutet), 2 TL Curry, 1 Messerspitze Kreuzkümmel, 2 reife Bananen, 1 TL gehobelte Mandeln, $^1/_2$ Knoblauchzehe (in der Presse zerdrückt), $^1/_2$ TL Salz, 3 EL gekochter Basmatireis*

☯ In einen Topf oder eine Pfanne nacheinander geben: **Feuer/Erde** ▶ heißer Topf mit 2 EL Sonnenblumenöl, **Metall** ▶ gehackten Ingwer und gehackte Zwiebel anbraten, **Wasser** ▶ mit etwas Wasser ablöschen, **Holz** ▶ 1 Tomate, geschält, hinzugeben, **Feuer** ▶ 2 TL Currypulver, 1 Messerspitze Kreuzkümmel, **Erde** ▶ Bananen und 1 TL gehobelte Mandeln, **Metall** ▶ 1/2 Knoblauchzehe (in der Presse zerdrückt), **Wasser** ▶ 1/2 TL Salz.

- Dazu 3 EL gekochten Basmatireis reichen.

Wirkung: erwärmend,
den Magen und die Milz stärkend

12. Tag: Fischfilet mit Staudensellerie, Möhren, Tomaten

Zutaten: *etwas Sonnenblumenöl, 1 kleine Zwiebel, 1 Schuss Sojasauce, 2 Tomaten (gehäutet), 1 Prise Rosenpaprika, 1 Prise Oregano, 1 Möhre (klein geschnitten), 1/2 Stange Staudensellerie, 1 Knoblauchzehe, Salz, Pfeffer, 1 kleines Fischfilet (Kabeljau, Seelachs), etwas Butter, 3 EL gekochter Reis*

- In eine hohe Pfanne geben: **Feuer/Erde** ▶ heiße Pfanne mit Öl, **Metall** ▶ 1 kleine Zwiebel glasig dünsten, **Wasser** ▶ 1 Schuss Sojasauce, 100 ml Wasser, **Holz** ▶ 2 Tomaten ohne Schale (klein geschnitten), **Feuer** ▶ 1 Prise Rosenpaprika, etwas Oregano, **Erde** ▶ 1 Möhre (klein geschnitten), Staudensellerie (in feine Würfel geschnitten), **Metall** ▶ 1 zerdrückte Zehe Knoblauch, **Wasser** ▶ mit Salz abschmecken.
- 5 Minuten köcheln, dann nochmals 5 Minuten durchziehen lassen.
- Den gesalzenen und gepfefferten Fisch extra in einer Pfanne in etwas Butter anbraten (je nach Dicke 3–4 Minuten pro Seite).
- Das Gemüse über den Fisch geben, mit gekochtem Reis servieren.

Wirkung: unterstützt Milz und Magen,
leicht harntreibend

13. Tag: Frisches, buntes Gemüse mit Erdnuss-Sauce

Zutaten: *2 EL Erdnussbutter, Öl, 3 EL Sahne, $^1/_2$ Stange Lauch, 1 EL Sojasauce, 1 Fleischtomate, 1 Prise Paprika, 1 Möhre, $^1/_4$ rote Paprika, $^1/_4$ grüne Paprika, 1 Frühlingszwiebel, etwas Wasser, 2 EL Basmatireis (gekocht), Kokosflocken*

- Erdnuss-Sauce **(Erde)**: Erdnussbutter ist ganz einfach selbst herzustellen: 1 Packung Erdnüsse in Moulinette (Küchenmaschine) geben und zerkleinern, bis eine sämige Paste entstanden ist. Diese dann weiterverarbeiten bzw. den Rest in einem verschließbaren Glas aufbewahren. 2 EL der Erdnussbutter in eine warme, kleine Pfanne mit etwas (1 EL) Öl geben. Das Erdnussmus langsam verrühren, vorsichtig etwa 3 EL Sahne dazugeben und alles zu einer homogenen Sauce rühren.

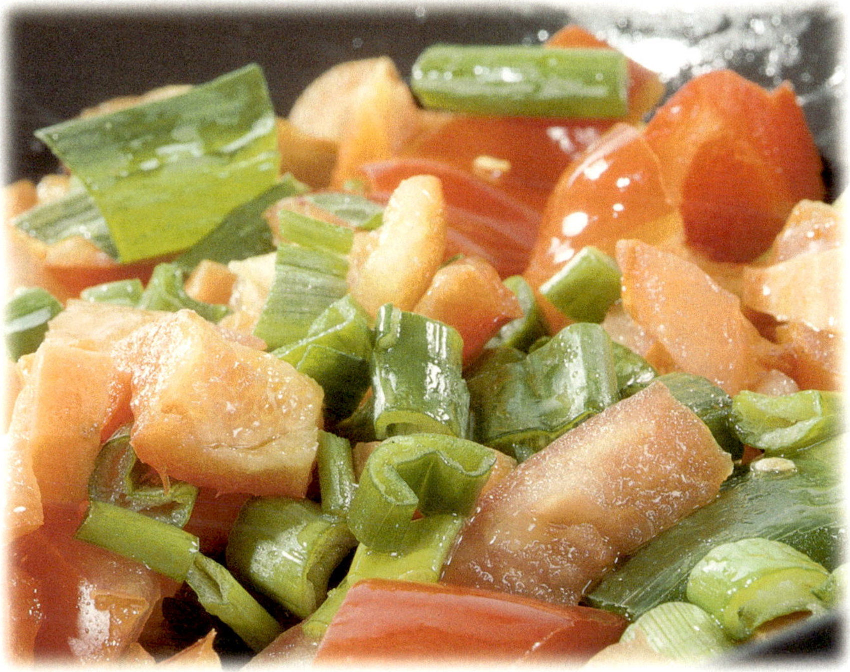

- **Feuer/Erde** ▶ nicht zu heiße Pfanne mit Sonnenblumenöl, **Metall** ▶ Lauch, halbiert, in Streifen geschnitten, **Wasser** ▶ 1 EL Sojasauce, **Holz** ▶ 1 Fleischtomate, in Würfel geschnitten, ohne Schale, **Feuer** ▶ 1 Prise Paprika, **Erde** ▶ 1 Möhre, gewürfelt, $^1/_4$ rote Paprika, $^1/_4$ grüne Paprika, jeweils gewürfelt, **Metall** ▶ **1** Frühlingszwiebel, in Streifen geschnitten, dazugeben, **Wasser** ▶ 2 EL Wasser.
- Flamme abdrehen, alles kurz durchziehen lassen. Das Gemüse sollte noch Biss haben.
- Die Erdnuss-Sauce sparsam über das Gemüse geben.
- Dazu: 2 EL Basmatireis mit Kokosflocken. Unter den gekochten Reis die vorher in einer Pfanne erhitzten und damit Aroma entfaltenden Kokosflocken geben.

Wirkung: stärkt den mittleren Erwärmer, befeuchtet

14. Tag: Gemüse mit gerösteten Cashewnüssen

Zutaten: *1 gewürfelte Möhre, $^1/_2$ rote Paprika, das Weiße von 1 Lauchstange, 1 TL Koriander, 2 TL Curry, 1 Messerspitze Kreuzkümmel, ein 1 x 1 cm großes Stück Ingwer (fein geschnitten), 2 EL Sojasauce, 1 Tomate, 1 Prise Cayennepfeffer, 3–4 geröstete Cashewnüsse (klein gehackt), 4–5 EL Vollkorn- oder Basmatireis (gekocht)*

- In einer hohen Pfanne nacheinander zusammen anbraten: **Erde** ▶ 1 Möhre, gewürfelt, **Erde** ▶ $^1/_2$ rote Paprika (in Stücke geschnitten), **Metall** ▶ Weißes vom Lauch (halbiert und dann in Scheiben geschnitten), **Metall** ▶ 1 TL Koriander, 2 TL Curry, 1 Messerspitze Kreuzkümmel, fein geschnittener frischer Ingwer, **Wasser** ▶ 2 EL Sojasauce, **Holz** ▶ 1 Tomate (in Würfel geschnitten), **Feuer** ▶ 1 Prise Cayennepfeffer.

- Flamme abdrehen, 5 Minuten ruhen lassen. Das Gemüse auf einen Teller geben und mit den gerösteten Cashewnüssen (gehackt) bestreuen. **Feuer/Erde:** 3–4 geröstete Cashewnüsse. Dazu 4–5 EL gekochter Reis.

Wirkung: die Milz und den Magen stärkend, erwärmend

Alternatives vegetarisches Rezept: Chili senza carne

Zutaten: *etwas Öl, 1 kleine Zwiebel, 200 ml Gemüsebrühe, 2 Tomaten (gewürfelt), 4 EL Rotwein, 1/2 TL Chilipulver (oder 1/4 frische Chilischote), 1/2 Tasse (Kaffeebecher) getrocknete rote Kidneybohnen (gegart) oder 1/2 Dose rote Kidneybohnen, je 1/4 rote und grüne Parika (gewürfelt), 1 kleine Möhre, 1/2 Stange Lauch oder Schalotten, 1 Zehe Knoblauch, 1 TL Salz, 1 EL Balsamico-Essig, 2 EL gehackte Petersilie*

- In einem Topf zubereiten: **Feuer/Erde** ▶ Öl in warmen Topf geben, **Metall** ▶ 1 Zwiebel, gewürfelt, anbraten, **Wasser** ▶ mit Gemüsebrühe ablöschen, **Holz** ▶ 2 Tomaten ohne Haut (gewürfelt). Umrühren.
- Hinzufügen: **Feuer** ▶ 4 EL Rotwein, 1/2 TL Chilipulver, **Erde** ▶ rote Kidneybohnen, **Erde** ▶ je 1/4 rote und grüne Paprika (gewürfelt), **Erde** ▶ 1 kleine Möhre (gewürfelt), **Metall** ▶ 1/2 Stange Lauch (in Streifen), **Metall** ▶ 1 Zehe Knoblauch, **Wasser** ▶ 1 TL Salz.
- Hitze abdrehen. **Holz** ▶ 1 EL Balsamico-Essig, 2 EL frische Petersilie.
- Mindestens 1/2 Stunde durchziehen lassen, danach ggf. nochmals kurz anwärmen und dann servieren.

Wirkung: den mittleren Erwärmer stärkend, sehr erwärmend

Abendessen (Suppen)

Das Abendessen kann im Sommer kalt sein. Im Winter sollte es aus einer wärmenden, leichten Speise bestehen.

Im Sommer steht also vorzugsweise ein Salat auf dem Speiseplan, im Winter dagegen eher eine wärmende Suppe.

Suppen eignen sich hervorragend, neben dem Nahrungs-Chi auch das Wei-Chi, d. h. die körpereigene Abwehr, zu stärken. Je nach Länge des Kochvorgangs kann zusätzlich noch eine erhebliche Steigerung der thermischen Qualität erzielt werden, allerdings auf Kosten des Vitamingehalts und der sekundären Pflanzeninhaltsstoffe mit ihrer schützenden Wirkung. Aus Gründen der Vitaminerhaltung und der Energie- bzw. Zeiteinsparung empfiehlt es sich daher, die Suppen, die eine längere Garzeit erfordern, in einem Dampfkochtopf zu garen.

Die Suppen vom 11., 12. und 13. Tag sind kühlend bis erfrischend und so eher für ein sommerliches Abendessen geeignet.

Auch die Abendessen sind für 1 Person berechnet.

1. Tag: Sauerkraut-Kürbis-Suppe

Zutaten: *2 EL Sonnenblumenöl, 1 Zwiebel, $^1/_2$ l Gemüsebrühe, 100 ml Apfelsaft (naturtrüb), $^1/_2$ TL Rosenpaprika, ca. 200 g ausgeschältes Kürbisfleisch, $^1/_2$ TL Koriander, $^1/_4$ TL zerstoßener Kümmel, Salz, 50 g Sauerkraut, Cayennepfeffer, 3 EL süße Sahne, Muskatnuss, 2 EL gehackte Petersilie*

☯ In einen hohen Topf, der auf mittlerer Flamme gehalten wird, nacheinander geben: **Feuer/Erde** ▶ 2 EL Sonnenblumenöl, **Metall** ▶ gewürfelte Zwiebel glasig dünsten, **Wasser** ▶ mit $^1/_2$ l Gemüsebrühe aufgießen, **Holz** ▶ 100 ml Apfelsaft (naturtrüb) dazugießen, **Feuer** ▶ $^1/_2$ TL Rosenpaprika, **Erde** ▶ ca. 200 g Kürbisfleisch (in Würfel geschnitten), **Metall** ▶ $^1/_2$ TL Koriander, $^1/_4$ TL zerstoßenen Kümmel, **Wasser** ▶ Salz nach Geschmack, **Holz** ▶ 50 g Sauerkraut dazu (das

Sauerkraut vorher mit dem Messer oder der Küchenschere etwas zerkleinern), **Feuer** ▶ Cayennepfeffer.

- 10 Minuten im Dampfkochtopf bzw. 30–40 Minuten in normalem Topf kochen.
- Suppe pürieren.
  Erde ▶ 3 EL süße Sahne, **Metall** ▶ Muskatnuss, frisch gerieben, **Wasser** ▶ ggf. etwas Wasser ergänzen, **Holz** ▶ 2 EL gehackte Petersilie.

Wirkung: zusammenziehend, Milz und Magen stärkend, produziert und bewahrt die Verdauungssäfte im Körper, befeuchtend

2. Tag: Kürbissuppe mit gerösteten Sonnenblumenkernen

Zutaten: *2 EL Sonnenblumenkerne, 3 EL Sonnenblumenöl, ca. 200 g Kürbisfleisch (gewürfelt), 1 kleine Zwiebel, 2 TL indisches Curry, $^1/_2$ TL Koriander, $^1/_2$ l Gemüsebrühe, 2 EL zerkleinerte, frische Petersilie, 1 TL Paprika, 2 EL süße Sahne, 3 Tropfen Sesamöl, $^1/_2$ TL weißer Pfeffer, 1 Prise Muskatnuss, Salz*

- Die 2 EL Sonnenblumenkerne in kleiner Pfanne ohne Öl vorsichtig anrösten.
- In einen hohen Topf auf mittlerer Flamme nacheinander geben: **Feuer/Erde** ▶ heißer Topf mit 3 EL Öl, **Erde** ▶ ca. 200 g ausgeschältes Kürbisfleisch (gewürfelt) andünsten, **Metall** ▶ 1 kleine Zwiebel (gewürfelt) hinzugeben, gut umrühren, **Metall** ▶ 2 TL indisches Curry, $^1/_2$ TL Koriander einrühren, **Wasser** ▶ mit $^1/_2$ l Gemüsebrühe ablöschen.
- 10 Minuten im Dampfkochtopf bzw. 30–40 Minuten in normalem Topf kochen.
- Suppe anschließend pürieren.
- Herd ausstellen. **Holz** ▶ 2 EL zerkleinerte, frische Petersilie, **Feuer** ▶ 1 TL Paprika, **Erde** ▶ 2 EL süße Sahne, 3 Tropfen Sesamöl, geröstete

Sonnenblumenkerne einstreuen, **Metall** ▶ 1/2 TL weißer Pfeffer, 1 Prise frisch geriebene Muskatnuss, **Wasser** ▶ 1 Prise Salz nach Geschmack.

Wirkung: befeuchtend, stärkt Milz, Nieren und Lunge, Anregung der Wasserausscheidung der Niere, gegen innere Hitze, kühlend

3. Tag: Kartoffel-Möhren-Suppe

Zutaten: *1/2 l Wasser, 3 Kartoffeln, klein geschnitten, 1 Frühlingszwiebel (in Stücke geschnitten), 1/2 TL Salz oder 1 EL gekörnte Brühe, 1 Bund frische Petersilie (zerkleinert), Thymian, 2–3 Möhren (geschnitten)*

- **Feuer** ▶ 1/2 l Wasser zum Kochen bringen, **Erde** ▶ 3 Kartoffeln, in Würfel geschnitten, **Metall** ▶ 1 Frühlingszwiebel, in Stücke geschnitten, **Wasser** ▶ 1/2 TL Salz oder 1 EL gekörnte Brühe, **Holz** ▶ einen Teil der Petersilie bereits einstreuen, **Feuer** ▶ 1 Prise Thymian, **Erde** ▶ 2 Möhren, in kleine Würfel geschnitten.
- 20 Minuten kochen (Dampfkochtopf max. 10 Minuten), pürieren, die Suppe mit der restlichen frischen Petersilie bestreuen und warm servieren.

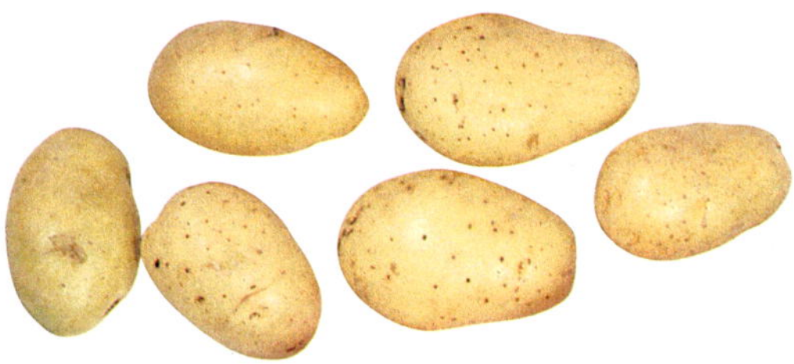

Wirkung: befeuchtet die Schleimhäute, entspannt die Muskeln, baut Chi auf, verteilt, tonisiert die Milz

4. Tag: Kräftigende Hühnersuppe oder -brühe

Zutaten: *$^3/_4$ l kochendes Wasser, 1 TL getrockneter Thymian, handtellergroßes Stück Sellerieknolle (zerkleinert), $^1/_2$ Stange Lauch, $^1/_2$ Knoblauchzehe, $^1/_2$ Zwiebel, Salz, $^1/_4$ frisches Hähnchen (kein Suppenhuhn!), 1 Prise Paprikapulver, 1 Möhre (gewürfelt), 1 TL Salz, $^1/_2$ TL weißer, gemahlener Pfeffer*

- **Feuer** ▶ $^3/_4$ l kochendes Wasser, 1 TL getrockneten Thymian hinzufügen, **Erde** ▶ 1 handtellergroßes, 1 cm dickes Stück einer Sellerieknolle, zerkleinert, **Metall** ▶ $^1/_2$ Stange Lauch, $^1/_2$ Knoblauchzehe, $^1/_2$ Zwiebel, **Wasser** ▶ 1 TL Salz oder Meersalz, **Holz** ▶ $^1/_4$ frisches Hähnchen, **Feuer** ▶ 1 Prise Paprikapulver, **Erde** ▶ 1 Möhre, klein geschnitten, **Metall** ▶ $^1/_2$ TL weißen, gemahlenen Pfeffer.
- Im normalen Kochtopf mindestens 1 Stunde bei kleiner Hitze köcheln, evtl. abseihen (= Brühe).
- Im Dampfkochtopf 15 Minuten garen.

Wirkung: regt die Säfteproduktion an, zusammenziehend, stärkt den mittleren Erwärmer (Milz und Magen) und unteren Erwärmer (Niere)

5. Tag: Linsensuppe

Zutaten: *3 EL Sonnenblumenöl, $^1/_2$ Stange Lauch, 1 Prise Kreuzkümmel, $^1/_2$ Kaffeebecher braune Linsen, $^1/_2$ l Wasser, Salz, 2 EL Apfelwein, $^1/_2$ TL Rosenpaprika, 1 Möhre (gewürfelt), 1 Prise Ingwerpulver oder ein 1 x 1 cm großes, frisches Ingwerstück, 1 Prise Kardamom, gehackte Petersilie nach Geschmack*

- In einen Suppentopf nacheinander geben: **Feuer/Erde** ▶ 3 EL Sonnenblumenöl, **Metall** ▶ $^1/_2$ Stange Lauch darin andünsten, 1 Prise Kreuzkümmel hinzufügen, **Wasser** ▶ $^1/_2$ Kaffeebecher braune Linsen, $^1/_2$ l

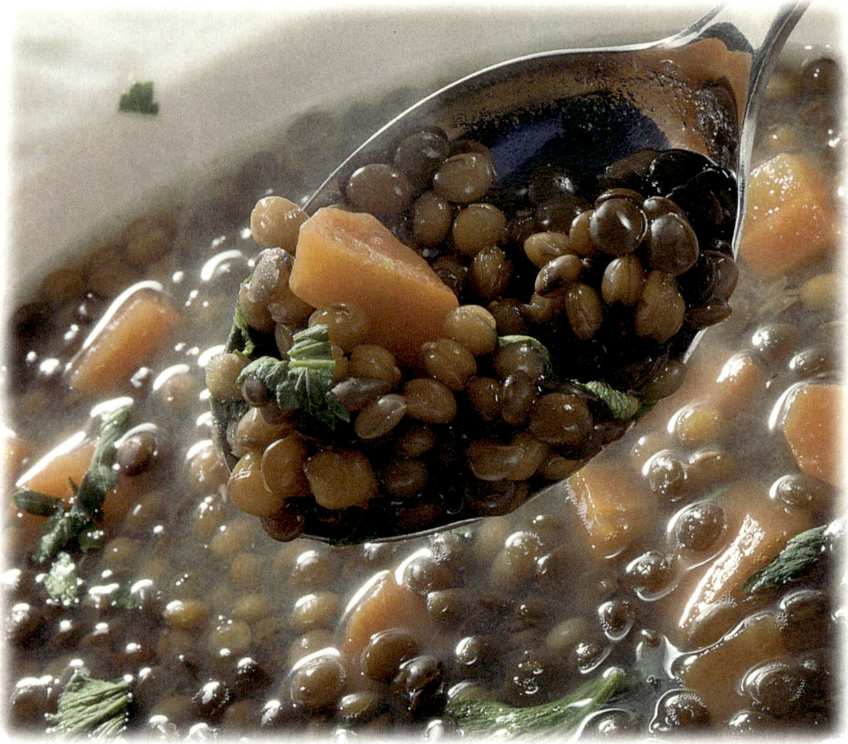

Wasser, 1 TL Salz, **Holz** ▶ 2 EL Apfelwein, **Feuer** ▶ $^1/_2$ TL Rosenpaprika, **Erde** ▶ 1 Möhre, gewürfelt, **Metall** ▶ 1 Prise Ingwerpulver oder ein 1 x 1 cm frisches Stück geschnittenen Ingwer, 1 Prise Kardamom.

☯ Im Dampfkochtopf 10 Minuten garen (im normalen Kochtopf mindestens 40 Minuten). **Wasser** ▶ evtl. etwas Wasser hinzufügen, 1 Prise Salz (abschmecken!), **Holz** ▶ gehackte Petersilie nach Geschmack.

Wirkung: erwärmend, Tonisierung des Chi der Niere, des Magens und der Milz, Ausleiten der Feuchtigkeit

6. Tag: Rote-Bete-Suppe

Zutaten: *2 EL Olivenöl, 1/2 Zwiebel (fein geschnitten), 1/2 l Wasser, 1 Bund Petersilie (fein gehackt), 1 rohe Rote-Bete-Knolle, geschält und gewürfelt, 2 EL gehackte Pistazien, 1 TL Meerrettich, 1/2 TL Pfeffer, 1 TL Salz, 1 EL Crème fraîche oder saure Sahne*

- In einen Suppentopf nacheinander geben: **Erde** ▶ 2 EL Olivenöl, vorsichtig erhitzen, **Metall** ▶ 1/2 Zwiebel, fein geschnitten, andünsten, **Wasser** ▶ 1/2 l Wasser, **Holz** ▶ 1/2 Bund fein gehackte Petersilie, **Feuer** ▶ 1 rohe Rote-Bete-Knolle, geschält und gewürfelt.
- Im Dampfkochtopf 10 Minuten, im normalen Topf 30 Minuten kochen.
- Danach Herd ausstellen.
- **Erde** ▶ 2 EL gehackte Pistazien hinzufügen, **Metall** ▶ 1 TL Meerrettich, 1/2 TL Pfeffer einrühren, **Wasser** ▶ mit ca. 1 TL Salz abschmecken, **Holz** ▶ 1 EL Crème fraîche oder saure Sahne einrühren und 1/2 Bund Petersilie (zerkleinert), frisch einstreuen.

Wirkung: erwärmend, Tonisierung des Chi des mittleren Erwärmers harmonisierend, löst Blutstauung, baut Blut und Säfte auf

7. Tag: Grünkernsuppe mit Gemüse

Zutaten: *1/2 Kaffeebecher Grünkernschrot, etwas Öl, 2 Möhren, gewürfelt, 1/2 Stange Lauch (halbiert und klein geschnitten), 1/2 l Gemüsebouillon, 1 EL frische, gehackte Petersilie*

- In einen Suppentopf in folgender Reihenfolge geben: **Holz/Feuer** ▶ 1/2 Kaffeebecher Grünkernschrot in etwas heißem Öl in dem Suppentopf vorsichtig anbräunen.

- Hitze etwas drosseln. **Erde** ▶ 2 Möhren, gewürfelt, unter Rühren hinzugeben, **Metall** ▶ $^1/_2$ Stange Lauch, halbiert und klein geschnitten, hinzugeben, **Wasser** ▶ mit $^1/_2$ Liter Gemüsebouillon ablöschen.
- 10 Minuten köcheln lassen. Danach Herd abstellen. **Holz** ▶ 1 EL frische, gehackte Petersilie darüber streuen.

Wirkung: zieht zusammen, bewahrt die Säfte, bringt das Chi in Bewegung (Grünkern-Wirkung), erwärmend (durch Rösten des Grünkerns)

8. Tag: Kokossuppe

Zutaten: *$^1/_2$ l Gemüsebrühe, 1 Stange Zitronengras (zerkleinert) oder 2 EL Zitronensaft, 1 Prise Rosenpaprika, 1 Möhre (halbiert und in feinen Scheiben), $^1/_4$ Stange Lauch (halbiert und in feine Streifen geschnitten), ein 1 x 2 cm großes Stück Ingwer (fein gewürfelt), 100 g Garnelen oder 100 g Fischfilet, 1 Hand voll Sojasprossen, Kurkuma, 1 Messerspitze Cayennepfeffer, $^1/_2$ Dose Kokosmilch, 2 EL Reiswein oder Sherry, dry*

- **Wasser** ▶ $^1/_2$ Liter Gemüsebrühe zum Kochen bringen, auf kleiner Flamme halten.
- Nacheinander hinzugeben: **Holz** ▶ 1 Stange Zitronengras (zerkleinert) oder 2 EL Zitronensaft, **Feuer** ▶ 1 Prise Rosenpaprika, **Erde** ▶ 1 Möhre (zerkleinert), **Metall** ▶ $^1/_4$ Stange Lauch und das zerkleinerte Stück Ingwer, **Wasser** ▶ 100 g Garnelen oder 100 g gewürfeltes Fischfilet.
- 10 Minuten köcheln lassen, bis der Fisch gar aussieht, danach Herd herunterdrehen. **Holz** ▶ 1 Hand voll Sojasprossen einstreuen, **Feuer** ▶ 1 Prise Kurkuma, 1 Messerspitze Cayennepfeffer, **Erde** ▶ $^1/_2$ Dose Kokosmilch einrühren.
- Nach max. 3 Minuten den Herd ganz abdrehen, **Metall** ▶ 2 EL Reiswein oder Sherry hinzugeben.

- Suppe 5 Minuten nachziehen lassen, das Gemüse sollte noch etwas knackig sein.

Wirkung: erwärmend, Milz und Magen stärkend, die Nieren stärkend

9. Tag: Champignonsuppe mit Petersilie

Zutaten: *1 EL Butter, 250 g frische, braune Champignons, 1 kleine Zwiebel, $^1/_2$ l Gemüsebrühe, 1 Prise Salz, 2 EL gehackte Petersilie, 2 EL saure Sahne*

- In einen Suppentopf (bei mittlerer Hitze) nacheinander geben: **Feuer/Erde** ▶ 1 EL Butter erhitzen, 250 g braune Champignons, in Scheiben geschnitten, dazugeben.

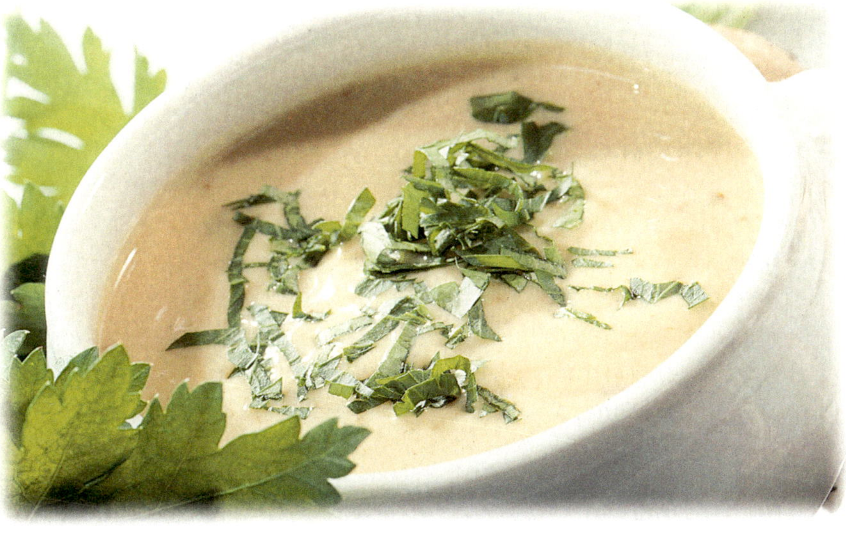

- Gut umrühren. **Metall** ▶ 1 zerkleinerte Zwiebel dazurühren, **Wasser** ▶ mit $^1/_2$ l Gemüsebrühe ablöschen, evtl. 1 Prise Salz (abschmecken).
- 15 Minuten kochen lassen.
- Anschließend pürieren.
  Holz ▶ 2 EL gehackte frische Petersilie, 2 EL saure Sahne einrühren.

Wirkung: Milz und Magen stärkend, befeuchtet und bewahrt die Säfte, gegen Müdigkeit und Schlappheit

10. Tag: Zwiebelsuppe mit geröstetem Grünkernschrot

Zutaten: *etwas Butter, 1 große Gemüsezwiebel, 300 ml Gemüsebrühe, 1 Schuss Weißwein, 1 EL frische, geschnittene Petersilie, 2 EL gerösteter Grünkernschrot, 1 Prise Paprikapulver, 1 Messerspitze brauner Zucker, Pfeffer aus der Mühle, Salz*

- Im Topf: **Feuer/Erde** ▶ Butter vorsichtig erhitzen, **Metall** ▶ geschnittene Gemüsezwiebel andünsten, bis sie leicht gebräunt ist, **Wasser** ▶ mit 300 ml Gemüsebrühe auffüllen.
- 10 Minuten kochen. Dann den Herd auf niedrigste Stufe stellen. **Holz** ▶ 1 Schuss Weißwein, frische Petersilie (1 EL), **Holz** ▶ 2 EL gerösteten Grünkernschrot in die Suppe streuen, **Feuer** ▶1 Prise Paprikapulver, **Erde** ▶ 1 Messerspitze brauner Zucker, **Metall** ▶ etwas frischen Pfeffer darüber mahlen, **Wasser** ▶ mit 1 Prise Salz abschmecken.
- Suppe nach Abschalten des Herdes 2 Minuten ruhen lassen.

Wirkung: die Oberfläche öffnend, löst Stagnationen, leitet nach oben, erwärmend, den Magen stärkend, gut bei Erkältungen

11. Tag: Kalte Joghurt-Sommersuppe mit frischen Kräutern

Zutaten: *300 g Naturjoghurt (aus dem Glas), 1 TL frischer Thymian, 1–2 EL Olivenöl (kaltgepresst), 1 Knoblauchzehe, 3 Blättchen Basilikum (zerkleinert), weißer Pfeffer aus der Mühle, 1/2 TL Salz, 2 EL frischer Zitronensaft, 1–2 EL frische, gehackte Petersilie, etwas Oregano, 3–4 Eiswürfel*

☯ In einer Suppenschüssel anrühren: **Holz** ▶ 300 g Naturjoghurt, glatt rühren, **Feuer** ▶ 1 TL frischer Thymian, **Erde** ▶ 1–2 EL Olivenöl einrühren, **Metall** ▶ 1 Knoblauchzehe (in der Presse zerdrückt), diese gut verteilt in die Suppe einbringen, 3 gezupfte Basilikumblätter, etwas weißen Pfeffer aus der Mühle, **Wasser** ▶ 1/2 TL Salz (abschmecken!), **Holz** ▶ 2 EL Zitronensaft, 1–2 EL frische, gehackte Petersilie, **Feuer** ▶ Oregano.

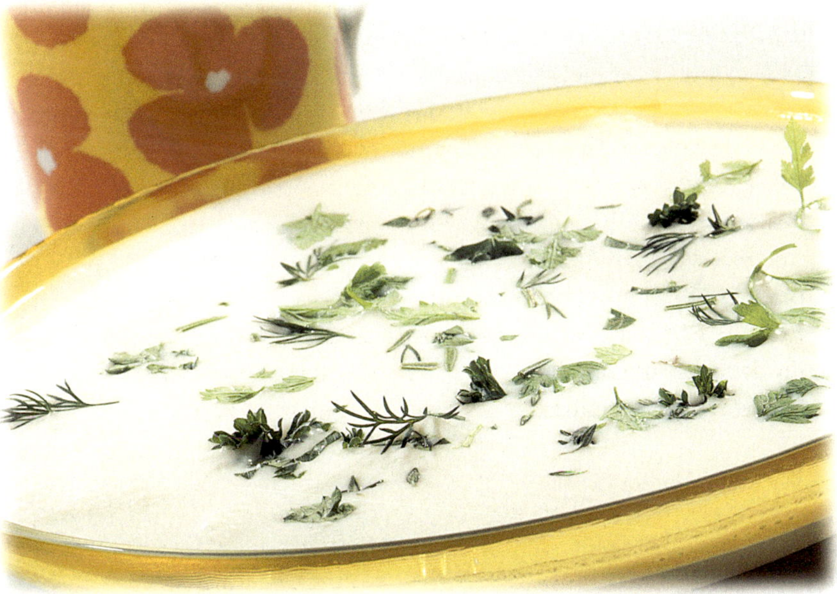

- $^1/_2$ Stunde kalt stellen und durchziehen lassen.
- **Wasser** ▶ mit 3–4 Eiswürfeln servieren

Wirkung: erfrischend, Säfte produzierend, zusammenziehend

12. Tag: Gaspacho für den Sommer

Zutaten: *1 Knoblauchzehe, 1 kleine Zwiebel, Salz, 2 gehäutete große Fleischtomaten (entkernt), 1 TL Oregano, 1 rote Gemüsepaprika, $^1/_2$ Salatgurke, 2 EL Olivenöl, $^1/_2$ TL weißer Pfeffer, $^1/_4$ l Eiswasser, 1 EL Balsamico-Essig, 1 Scheibe Toastbrot oder Baguette*

- Nacheinander in eine große Schüssel geben: **Metall** ▶ 1 Knoblauchzehe (fein zerdrückt), 1 kleine Zwiebel (fein gehackt), **Wasser** ▶ 1 TL Salz, **Holz** ▶ 2 gehäutete große Fleischtomaten (entkernt und in feine Würfel geschnitten), **Feuer** ▶ 1 TL Oregano, **Erde** ▶ 1 rote Gemüsepaprika, klein geschnitten, **Erde** ▶ $^1/_2$ Salatgurke, **Erde** ▶ 2 EL Olivenöl, **Metall** ▶ $^1/_2$ TL weißen Pfeffer, **Wasser** ▶ $^1/_4$ l Eiswasser, **Wasser** ▶ 1 kleine Prise Salz zum Abschmecken, **Holz** ▶ 1 EL Balsamico-Essig.
- Alles mit dem Pürierstab pürieren.
- **Erde** ▶ 1 Scheibe zerkleinertes Toastbrot oder Baguette unter die abgekühlte Suppe rühren.
- Kalt servieren!

Wirkung: erfrischend, Säfte produzierend, zusammenziehend

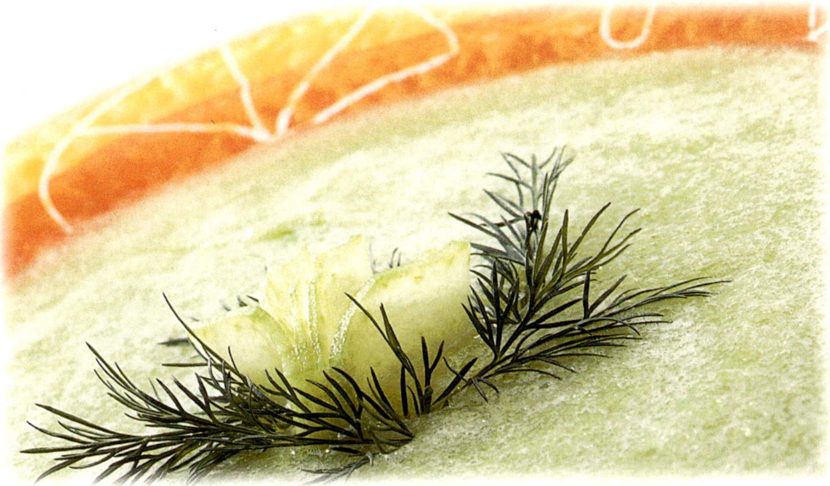

13. Tag: Gurkensuppe mit Dill

Zutaten: *1 Salatgurke, etwas Pfeffer aus der Mühle, 50 ml Eiswasser, 300 g Joghurt, 1 Prise Paprikapulver, 1 Prise brauner Zucker, 1 großer Bund Dill, 1 Knoblauchzehe, 1 TL Salz, Saft von 1 Zitrone*

- In eine große Schüssel geben: **Erde** ▶ 1 Gurke (klein geraspelt), **Metall** ▶ Pfeffer aus der Mühle, **Wasser** ▶ 50 ml Eiswasser, **Holz** ▶ 300 g Joghurt dazurühren, **Feuer** ▶ 1 Prise Paprikapulver, **Erde** ▶ 1 Prise braunen Zucker, **Metall** ▶ 1 Bund frischen Dill einrühren, 1 Zehe Knoblauch, **Wasser** ▶ Salz nach Geschmack (mindestens 1 TL), **Holz** ▶ Saft von 1 Zitrone.
- Alles gut verrühren, Suppe kalt servieren.

Wirkung: durstlöschend,
bei Überhitzung

14. Tag: Rindfleischsuppe mit Staudensellerie

Zutaten: *3 EL Öl, 150 g Rindfleisch, in Würfel geschnitten, 1/2 Stange Staudensellerie, klein geschnitten, 1/2 TL Pfeffer, 300 ml Gemüsebrühe, 2 geschälte Tomaten, 1 Prise Chilipulver*

- In einen Topf/Dampfkochtopf nacheinander geben: **Feuer/Erde** ▶ heißes Öl, 150 g Rindfleisch anbraten, **Erde** ▶ 1/2 Stange Staudensellerie (zerkleinert) hinzugeben, **Metall** ▶ Pfeffer, **Wasser** ▶ 300 ml Gemüsebrühe, **Holz** ▶ 2 geschälte Tomaten, **Feuer** ▶ 1 Prise Chilipulver.
- Topf verschließen und 15 Minuten im Dampfkochtopf (40 Minuten im normalen Kochtopf) garen lassen.

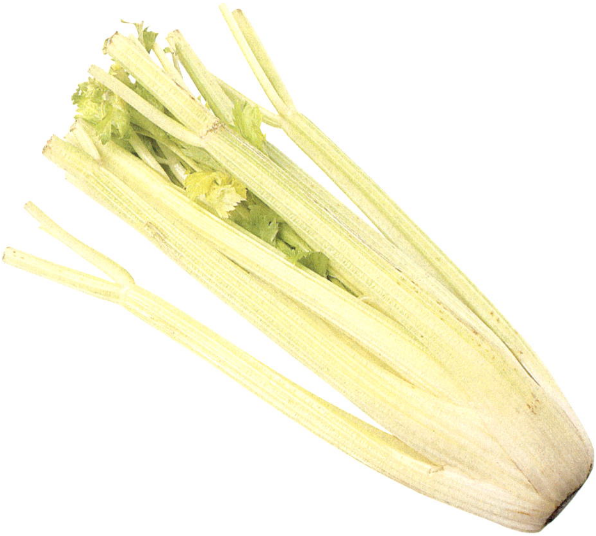

Wirkung: erwärmt den mittleren Erwärmer, bei Müdigkeit und Kraftlosigkeit, stärkt Chi und Blut

Abendessen (Salate)

Fast alle Salate sind in ihrer thermischen Eigenschaft kühlend. Sie eignen sich daher fast alle vorzüglich als Hauptmahlzeit bzw. Abendessen an heißen Sommertagen. Dem Körper wird geholfen, während der Verdauungsphase überschüssige Hitze aus der Umgebung über die Nahrung abzuführen. Die Salate vom 4., 12., 13. und 14. Tag können auch im Winter gegessen werden, da sie eher wärmend sind bzw. den mittleren Erwärmer unterstützen. Zu den Salaten kann jeweils 1 Scheibe Vollkornbrot oder frisches Weißbrot gegessen werden. Auch hier wurden die Zutaten für eine Person berechnet.

1. Tag: Tomatensalat mit Mozzarella

Zutaten: *3 reife, aromatische Strauchtomaten, 1 EL gehackter frischer Thymian oder Zitronenthymian, 2–3 EL Olivenöl, 4–5 Blätter zerkleinertes Basilikum, 1 TL Kräutersalz, $^1/_2$ Mozzarella, 3 EL Balsamico-Essig*

- **Holz** ▶ 3 Strauchtomaten, in Scheiben auf großem Teller verteilen, **Feuer** ▶ 1 EL Thymian oder Zitronenthymian darüber geben, **Erde** ▶ 2–3 EL Olivenöl (Vergine) darüber träufeln, **Metall** ▶ zerkleinertes Basilikum (4–5 Blätter) einstreuen, **Wasser** ▶ 1 TL Kräutersalz, **Holz** ▶ $^1/_2$ Mozzarella, in Scheiben geschnitten, um die Tomaten legen.
- 3 EL Balsamico-Essig darüber träufeln.
- Es handelt sich eigentlich um einen italienischen Salat, der in seiner Wirkung nach der Chinesischen Ernährungslehre genau beschrieben werden kann.

Wirkung: kühlend und dadurch erfrischend, tonisiert die Körpersäfte (Yin-Ye), bewahrt die Körpersäfte, erfrischt das Blut

2. Tag: Gurkensalat mit Schafskäse

Zutaten: *5 schwarze Oliven (ohne Stein), 1 Salatgurke, Pfeffer, 1/2 TL Kräutersalz, 3 EL Balsamico-Essig, 100 g Schafskäse, 2 EL Sonnenblumenöl, 2 EL frischer Dill*

- In eine Schüssel nacheinander geben: **Feuer** ▶ Oliven, **Erde** ▶ 1 Salatgurke mit Schale in dünne Scheiben schneiden oder raspeln, **Metall** ▶ Pfeffer, frisch gemahlen, **Wasser** ▶ 1/2 TL Kräutersalz, **Holz** ▶ 3 EL Balsamico-Essig, **Feuer** ▶ 100 g Schafskäse, in kleine Stücke geschnitten, **Erde** ▶ 2 EL Sonnenblumenöl, **Metall** ▶ 2 EL frischer Dill, gehackt.
- Alles gut vermischen und bald verzehren.

Wirkung: baut Körpersäfte auf (befeuchtet), kühlt Hitze, löst Schleim auf, erzeugt Chi

3. Tag: Rote-Bete-Salat

Zutaten: *1 gekochte Rote Bete, 3 EL Sonnenblumenöl, 1/2 Zwiebel, 4 EL frischer, geriebener Meerrettich, 1 TL Kräutersalz/Sojasauce, 2 EL gehackte Petersilie, 2 EL Apfelessig, 100 g Endiviensalat*

- **Feuer** ▶ 1 gekochte Rote Bete, in Scheiben, **Erde** ▶ 3 EL Sonnenblumenöl, **Metall** ▶ 1/2 Zwiebel, in Scheiben, **Metall** ▶ 4 EL Meerrettich, **Wasser** ▶ 1 TL Kräutersalz/Sojasauce, **Holz** ▶ 2 EL Petersilie, **Holz** ▶ 2 EL Apfelessig, **Feuer** ▶ 100 g Endiviensalat untermischen.

Wirkung: kühlt Hitze, baut Blut auf, entgiftet, leitet nach unten durch die starke Feuer-Betonung

4. Tag: Sellerie-Lauch-Salat mit Ananas

Zutaten: *150 g Sellerie in Scheiben, gesalzen und gekocht (aus dem Glas), 1/4 Stange Lauch, 1 Scheibe gekochter Schinken, 3 EL Ananasstücke, 1 Prise Rosenpaprika, 1 Scheibe Gouda, 1 Ei (hart gekocht), 1/2 TL geriebener Pfeffer, Kräutersalz, 200 g Naturjoghurt, 1/2 Glas Ananassaft, 2 EL Zitronensaft*

☯ **Erde** ▶ 150 g Sellerie in Scheiben, gesalzen und gekocht, **Metall** ▶ 1/4 Stange Lauch, in dünne Scheiben geschnitten (evtl. kurz blanchieren), **Wasser** ▶ 1 Scheibe (50 g) gekochten Schinken in Würfel schneiden, **Holz** ▶ 3 EL Ananasstücke (am besten frisch), **Feuer** ▶ 1 Prise Rosenpaprika, **Erde** ▶ Goudakäse, in kleinen Stückchen, 1 Ei, hart gekocht, in feine Scheiben geschnitten, **Metall** ▶ 1/2 TL geriebenen Pfeffer, **Wasser** ▶ mit Kräutersalz abschmecken, **Holz** ▶ ca. 200 g Naturjoghurt, 1/4 Glas Ananassaft, 2 EL Zitronensaft.

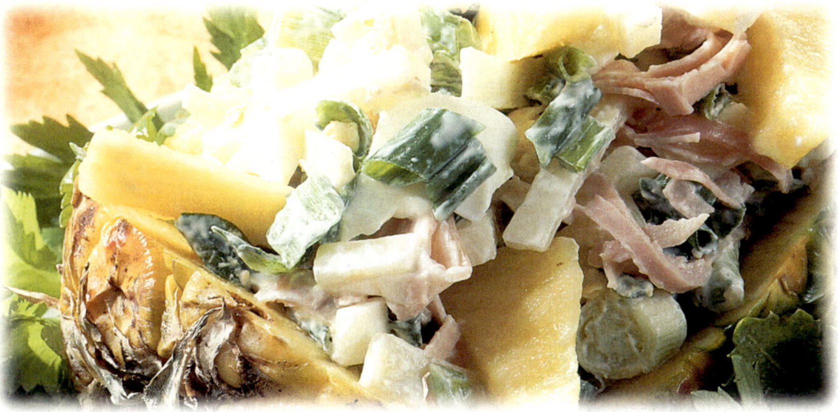

Wirkung: leicht erfrischend für die Säfte der Leber und Gallenblase, harmonisiert den mittleren Erwärmer, löst Schleim auf, stärkt die Niere und die Unterleibsorgane

5. Tag: Nizza-Salat

Zutaten: *1/2 Dose Thunfisch ohne Öl, 1 kleiner Bund Petersilie, 5–6 Oliven, 1 kleiner Eisbergsalat, 1 hart gekochtes Ei, Pfeffer aus der Mühle, 1 kleine Knoblauchzehe, 1/2 TL Kräutersalz, 3–4 EL Balsamico-Essig, 1 Prise Paprikapulver, 5–6 EL Olivenöl*

- **Wasser** ▶ 1/2 Dose Thunfisch ohne Öl, **Holz** ▶ Petersilie, gehackt, **Feuer** ▶ 5–6 Oliven, 1 kleiner Eisbergsalat, **Erde** ▶ 1 hart gekochtes Ei, **Metall** ▶ Pfeffer aus der Mühle nach Belieben, **Metall** ▶ 1 kleine Zehe Knoblauch, **Wasser** ▶ 1/2 TL Kräutersalz, **Holz** ▶ 3–4 EL Balsamico-Essig, **Feuer** ▶ 1 Prise Paprikapulver, **Erde** ▶ 5–6 EL Olivenöl (Vergine).

Wirkung: kühlt Hitze, senkt das aufsteigende Yang, entgiftet, unterstützt die Nierenfunktion

6. Tag: Chicorée-Salat mit frischen Beeren

Zutaten: *frische Beeren der Saison, 1–2 Chicorée, einige Pistazien oder Mandeln, Curry, 1 Knoblauchzehe, 250 g Naturjoghurt, etwas Zitronensaft*

- In eine Schüssel geben: **Holz** ▶ frische Beeren (Erdbeere, Himbeere, schwarze Johannisbeere), **Feuer** ▶ 1–2 Chicorée als Salat in kleine Streifen schneiden, **Erde** ▶ Pistazien oder Mandeln darüber streuen.
- Dressing: **Metall** ▶ 1 TL Curry in zerdrückte Knoblauchzehe, **Wasser** ▶ Salz, **Holz** ▶ Joghurt mit Zitronensaft dazurühren, über den Salat geben.

Wirkung: kühlt Hitze, senkt das aufsteigende Yang, entgiftet, unterstützt die Nierenfunktion

7. Tag: Hirse-Ratatouille-Salat

Zutaten: *3 EL Hirse, 3 EL Sonnenblumenöl, 1 Zwiebel, 2 EL Sojasauce, 2 Tomaten (ohne Haut), 1 Zucchini, $^1/_2$ Aubergine, $^1/_2$ grüne Paprika, $^1/_2$ rote Paprika, 1 Knoblauchzehe, Salz, Wasser, 3 EL Saft einer frischen Zitrone, Olivenöl, Balsamico-Essig, etwas Dijonsenf*

- 3 EL Hirse kochen.
- In eine hohe Pfanne nacheinander geben: **Feuer/Erde** ▶ 3 EL Sonnenblumenöl, **Metall** ▶ 1 Zwiebel (fein gewürfelt) anbraten, **Wasser** ▶ 2 EL Sojasauce, **Holz** ▶ 2 Tomaten ohne Haut (gewürfelt) dazurühren, **Erde** ▶ 1 Zucchini, gewürfelt, andünsten, $^1/_2$ Aubergine (gewürfelt) andünsten, $^1/_2$ grüne Paprika (gewürfelt) und $^1/_2$ rote Paprika dazurühren, **Metall** ▶ 1 zerdrückte Knoblauchzehe dazurühren, **Wasser** ▶ ggf. noch etwas Wasser hinzufügen und salzen, **Holz** ▶ 3 EL Zitronensaft unterrühren.
- Das Gemüse 10 Minuten köcheln lassen.
- **Erde** ▶ Hirse unterrühren.
- Den Hirse-Ratatouille-Salat abkühlen lassen. Er kann aber auch warm gegessen werden, dann ist die erfrischende Wirkung nicht mehr ganz so stark. Dressing: Olivenöl, Balsamico-Essig, etwas Dijonsenf.

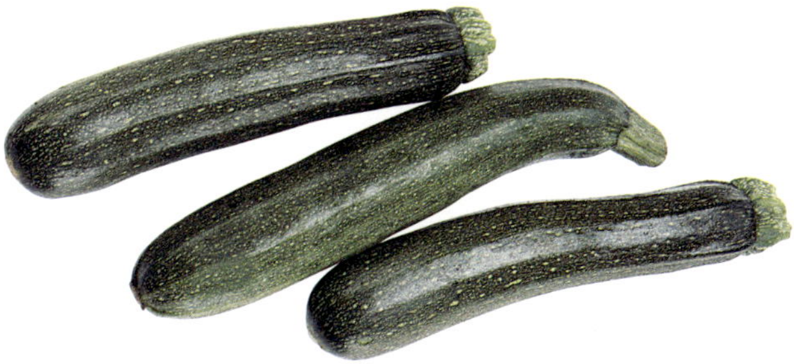

Wirkung: erfrischend, bewahrt die Säfte im Körper, baut das Milz-Chi auf

8. Tag: Thunfischsalat mit Staudensellerie

Zutaten: *3 EL Saft von einer frischen Zitrone, 1/2 Stange Staudensellerie, 2 EL Sonnenblumenöl, 1 Prise Cayennepfeffer, 1 Knoblauchzehe, 1 Dose Thunfisch (ohne Öl), 1 Zehe Knoblauch, etwas Salz*

- In einer Schale anrichten: **Holz** ▶ 3 EL Zitronensaft, **Erde** ▶ 1/2 Stange Staudensellerie, in kleine Stücke geschnitten, 2 EL Sonnenblumenöl, **Feuer** ▶ 1 Prise Cayennepfeffer, **Metall** ▶ 1 Zehe Knoblauch (zerdrückt), **Wasser** ▶ 1 Dose Thunfisch darunter rühren, ggf. etwas nachsalzen.

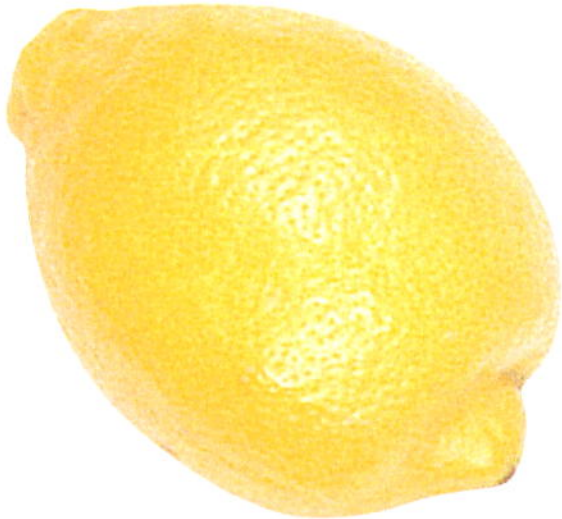

Wirkung: salzig, weicht auf und leitet nach unten, leicht erfrischend, Niere und Blase stärkend

9. Tag: Chinakohlsalat mit Pfirsich

Zutaten: *Zitronensaft, 200 g Naturjoghurt, 2 TL Currypulver, etwas süße Sahne, 1 Knoblauchzehe, Salz, ca. 200 g Chinakohl, 2 Pfirsiche*

- Curry-Dressing: **Holz** ▶ Zitronensaft, 200 g Naturjoghurt, **Feuer** ▶ 2 TL Currypulver einrühren, **Erde** ▶ 1 Schuss süße Sahne, **Metall** ▶ 1 Zehe Knoblauch, zerdrückt, **Wasser** ▶ Salz.

- In einer Schüssel anrichten: **Erde** ▶ 200 g Chinakohl, klein geschnitten, **Erde** ▶ Pfirsichstücke.
- Das Curry-Dressing darunter rühren.
- Dieser herzhaft-fruchtige Salat ist sehr erfrischend und kann natürlich auch mit anderen Früchten zubereitet werden. Interessant ist die Kombination von Curry und süßen Früchten.

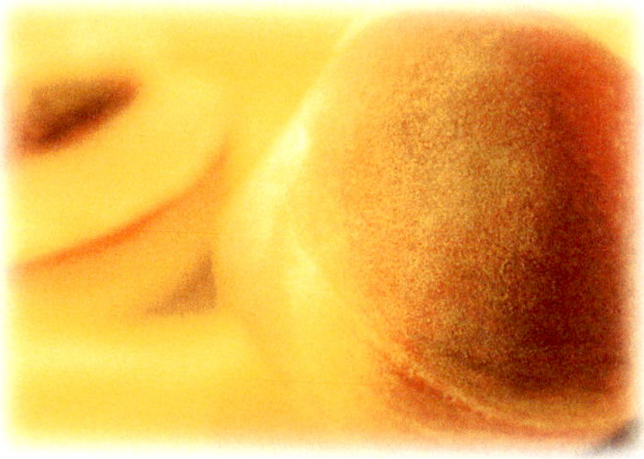

Wirkung: erfrischend, harntreibend,
Säfte hervorbringend (bei Nervosität und Durst)

10. Tag: Feldsalat mit Sonnenblumenkernen

Zutaten: *1 Zitrone, 1 EL Sauerrahm, Rosenpaprika, 1 EL Sonnenblumenöl, 1 Knoblauchzehe, $^{1}/_{2}$ TL Salz, 200 g Feldsalat, 2 EL Sonnenblumenkerne (geröstet)*

- Lemon-Dressing: **Holz** ▶ Saft von 1 Zitrone und 1 EL Sauerrahm, **Feuer** ▶ 1 Prise Rosenpaprika, **Erde** ▶ 1 EL Sonnenblumenöl, **Metall** ▶ 1 Zehe Knoblauch, **Wasser** ▶ $^{1}/_{2}$ TL Salz.
- In einer Schüssel anrichten: **Erde/Feuer** ▶ 200 g gewaschenen und getrockneten Feldsalat (Feuer), der mit den 2 EL gerösteten Sonnenblumenkernen bestreut wird. Anschließend das Lemon-Dressing darüber geben.

Wirkung: Säfte bewahrend,
nach unten leitend

11. Tag: Grüne Spargelspitzen mit Eisbergsalat

Zutaten: *1/4 frischer Eisbergsalat, 1 Bund grüner Spargel (250 g), 1 kleine Zwiebel, 3 EL Zitronensaft, 1/2 TL Salz, 1 Prise Paprika, 3 EL Olivenöl*

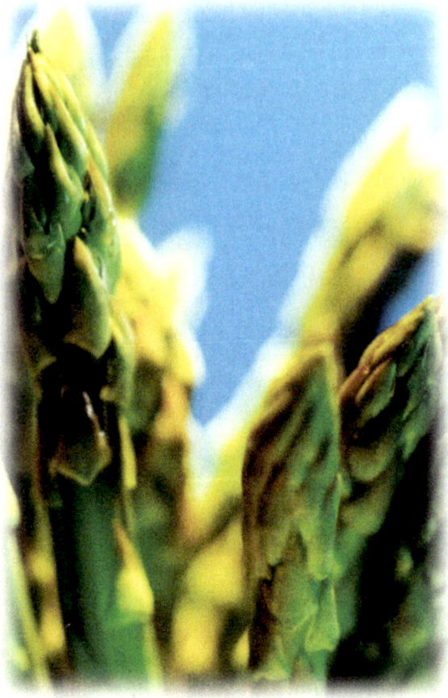

- In eine große Schüssel geben: **Feuer** ▶ 1/4 Eisbergsalat, geschnitten, **Erde** ▶ grüne Spargelspitzen, kurz blanchiert (abgekühlt) dazugeben, **Metall** ▶ 1 kleine Zwiebel (vorher kurz blanchiert), zerkleinert, darüber streuen.
- Dressing: **Wasser** ▶ 1/2 TL Salz, **Holz** ▶ 3 EL Zitronensaft von 1 Zitrone, **Feuer** ▶ 1 Prise Paprika, **Erde** ▶ 3 EL Olivenöl.

Wirkung: erfrischend, nach unten leitend, die Nieren anregend

12. Tag: Rucola-Salat mit Pecorino-Käse

Zutaten: *125 g Rucola-Salat, Olivenöl, 100 g Pecorino-Käse, 1/2 TL Pfeffer, Salz, Zitronensaft*

- In eine Salatschüssel nacheinander geben: **Feuer** ▶ Rucola-Salat, **Erde** ▶ Olivenöl, **Metall** ▶ 100 g Pecorino-Käse (Hartkäse vom Schaf), gerieben, 1/2 TL Pfeffer, **Wasser** ▶ Salz, **Holz** ▶ Zitronensaft.

- Gut verrühren, 10 Minuten durchziehen lassen und mit Brot servieren.

Wirkung: wärmend, nach unten leitend, das Herz stärkend, Wintersalat

13. Tag: Reissalat mit Huhn, Ananas, Banane und Curry

Zutaten: *1/2 Kaffeebecher Basmatireis, 100 g Hühnerfilet, 1/2 TL Paprikapulver, 4–5 EL Maiskörner aus der Dose, ein 1 x 1 cm großes Stück Ingwer, 1 TL Salz (oder 2 EL Sojasauce), 1 kleine Dose Ananas, in Stücken, 1 kleiner Becher Naturjoghurt, 2 TL Curry, 1/2 Banane*

- 1/2 Kaffeebecher Basmatireis kochen.
- In einer Pfanne zuvor anbraten: **Holz** ▶ Hühnerfilet (in mundgerechte Stücke geschnitten) bei mittlerer Hitze anbraten, **Feuer** ▶ mit Paprika bestreuen, **Erde** ▶ Maiskörner unter Wärme dazugeben, **Metall** ▶ Ingwer (in feine Stückchen geschnitten) mit anbraten (5 Minuten).
- Danach die Zutaten in eine Salatschüssel geben und dann in folgender Reihenfolge die kalten Zutaten zugeben: ▶ 1 TL Salz oder 2 EL Sojasauce, **Holz** ▶ 1 kleine Dose Ananasstücke, 1 kleiner Becher Naturjoghurt, **Feuer** ▶ 2 TL Curry, **Erde** ▶ 1/2 Banane, in Stücke geschnitten, **Metall** ▶ gekochten Reis dazugeben.
- Salat kalt stellen, danach servieren.

Wirkung: den mittleren Erwärmer stärkend, das Qi aufbauend, befeuchtet, harmonisiert, Wintersalat

14. Tag: Radicchio-Salat (Radicchio rosso) mit Senfsauce

Zutaten: *ca 200 g frischer Radicchio-Salat, Pistazienkerne, 1 Schalotte, 2 EL Senf (altfranzösisch), 1/2 TL Salz, 1 kleiner Becher Naturjoghurt, 3–4 Spritzer Zitronensaft, 1 Prise Paprikapulver*

- In eine große Salatschüssel geben: **Feuer** ▶ 200 g Radicchio-Salat, geschnitten, **Erde** ▶ Pistazienkerne (gehackt).
- Senf-Dressing: **Metall** ▶ 1 Schalotte mit 2 EL Senf vermischen, **Wasser** ▶ 1/2 TL Salz, **Holz** ▶ 1 kleinen Becher Naturjoghurt und etwas Zitronensaft dazurühren, **Feuer** ▶ 1 Prise Paprikapulver.
- Das Dressing über den Salat verteilen.

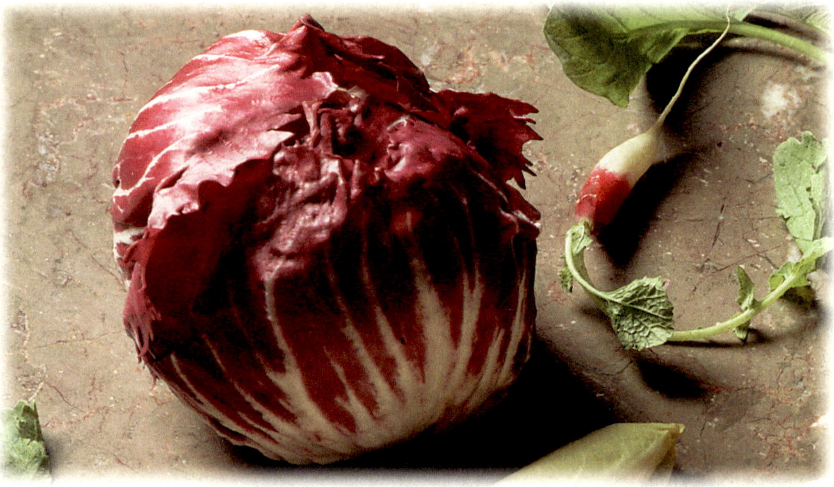

Wirkung: leicht wärmend, nach unten leitend, Oberfläche öffnend, Wintersalat

Zwei Desserts im Winter

Bratapfel

Zutaten: *Boskop-Apfel (halbiert und ausgehöhlt), 1 EL Butterflöckchen, Rumrosinen (pro Apfelhälfte 1 EL), 1 TL brauner Zucker, $^1/_2$ TL Zimt, 1 Prise Salz*

- **Holz** ▶ Boskop-Apfel, halbiert und ausgehöhlt, in eine feuerfeste Auflaufform geben, **Feuer** ▶ in die Aushöhlung Rumrosinen, **Erde** ▶ Butterflocken und brauner Zucker, **Metall** ▶ Zimt. **Wasser** ▶ Salz.
- Bei 180 °C ca. 20–30 Minuten im Backofen backen.

Wirkung: erwärmend, den mittleren Erwärmer stützend, das Herz stärkend, Erkältungen vorbeugend und vertreibend

Feigen in Ingwer

Zutaten (für 4 Personen): *500 g getrocknete, ungeschwefelte Feigen, 30 g frischer Ingwer, 2 Tassen Wasser, Zitronensaft, $^1/_2$ Tasse Honig, saure Sahne, geriebene Zitronenschale*

- **Erde** ▶ Feigen, **Metall** ▶ Ingwer, klein geschnitten, **Wasser** ▶ Wasser, **Holz** ▶ 2 Tropfen Zitronensaft. Etwa 15 Minuten köcheln, in den letzten 5 Minuten Honig (**Erde**) hinzugeben. Gesamtgarzeit: 25 Minuten.
- Mit saurer Sahne und geriebener Zitronenschale kalt servieren.

Wirkung: innerlich erwärmend, den mittleren Erwärmer stützend

Getränke

Getränke sollten eher eine neutrale Wirkung haben und nicht zu sehr stimulieren. Nach der Jahreszeit und dem Konstitutionstyp kann die thermische Wirkung fördernd in den Speiseplan eingebaut werden. Das neutralste und gesündeste Getränk, das in China häufig genossen wird, ist warmes bis heißes Leitungswasser. Es belastet die Leber am geringsten. Selbst Lebertee muss von der Leber metabolisiert werden, d. h., die pharmakologisch wirksamen Substanzen müssen von der Leber erst abgebaut werden und bedeuten somit auch immer eine gewisse Belastung für dieses Organ.

Mineralwasser enthält etwas mehr Mineralstoffe als Leitungswasser und ist wesentlich teurer. Dabei unterliegt Leitungswasser (Trinkwasser), z. B. hinsichtlich der Grenzwerte für Nitrat, laut deutschem Lebensmittelrecht viel strengeren Kontrollen als Mineralwasser. Falls Sie dennoch den Kohlensäuregehalt an Mineralwasser schätzen, versuchen Sie es doch mit Kohlensäurepatronen, mit deren Hilfe man Leitungswasser durch eigene Behandlung mit Kohlensäure versetzen kann.

Mineralwasser aus dem Handel sollte nach Möglichkeit eher mit Säften verdünnt getrunken werden. Dabei ist auch immer auf einen niedrigen Natriumgehalt des Mineralwassers zu achten, da es hier zu erheblichen Schwankungen zwischen den einzelnen Anbietern kommen kann. Es lohnt sich hier, beim Kauf auf die Kennzeichnung auf dem Etikett des Wassers zu achten und sie mit anderen Marken zu vergleichen. Angewärmte Getränke sollten gerade während des Essens getrunken werden, da kalte Getränke den Verdauungstrakt abkühlen und dem Körper unnötig Energie entziehen. Grüner und schwarzer Tee haben abkühlende Wirkung und sollten häufiger zu Fleischgerichten genossen werden. Grüner Tee hat wertvolle Wirkstoffe (phenolische Verbindungen), die antikarzinogen wirken, und seine anregenden Theophylline werden im Körper langsamer freigesetzt als im Schwarztee. Die anregende Wirkung ist schonender für das Herz-Kreislauf-System.

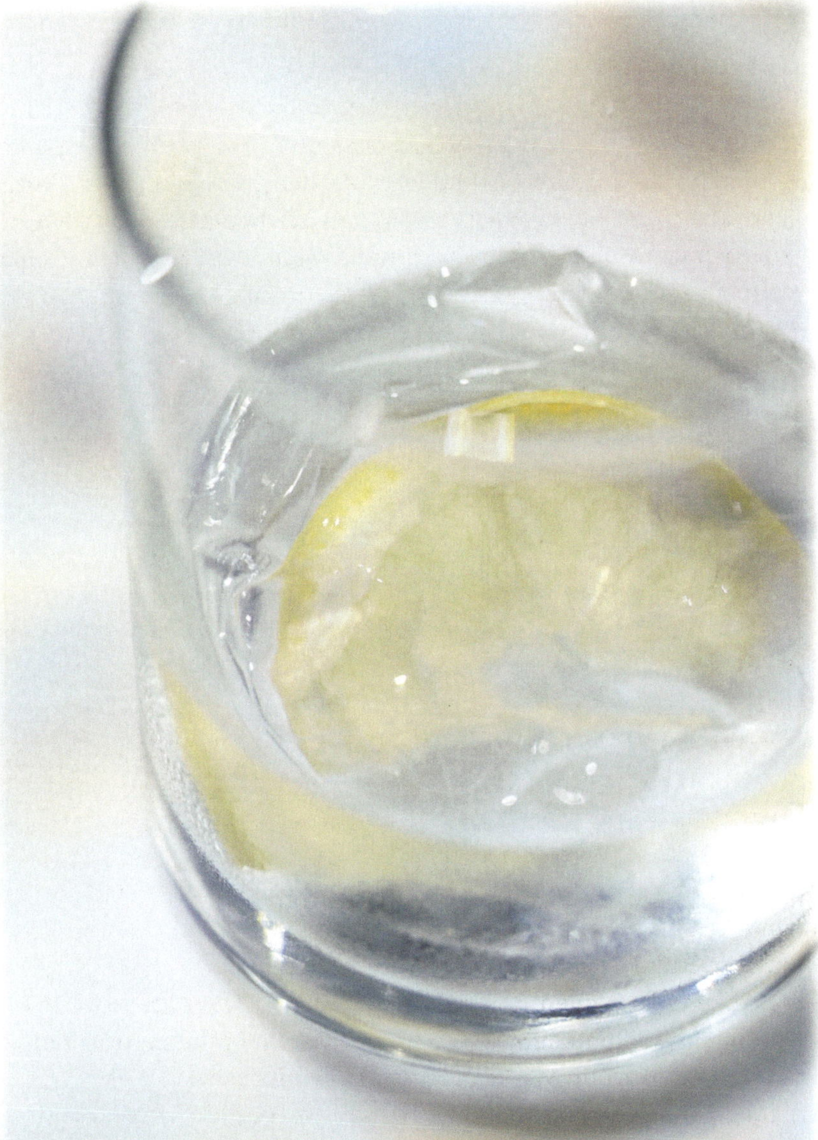

Indischer Gewürztee

Zutaten: *Fenchel, Nelken, Kardamom, schwarzer Tee, Milch, Honig*

- Die Gewürze im Verhältnis 2:1:2 mischen. 1 TL dieser Mischung mit $^1/_2$ l Wasser mindestens 7 Minuten kochen lassen, danach 1–3 TL schwarzen Tee hinzugeben, 3 Minuten ziehen lassen, abseihen. Ein wärmender, aromatischer Herbst- und Wintertee, der auch zu Mahlzeiten mit indischen Gewürzen passt. Mit Milch und Honig trinken.

Wirkung: erwärmend auf alle inneren Organe, vertreibt Kälte, beseitigt Nässe und Wind

Ingwertee

- 2 EL frische Ingwerwurzel, geschält und in Scheiben, auf 1 l Wasser 20 Minuten im Emailletopf kochen, abseihen. Mit oder ohne Honig trinken.

Wirkung: bei beginnenden Erkältungen, wärmt die inneren Organe, lockert die Oberfläche auf, leitet nach oben

Yogitee

Zutaten: *Zimt, Kardamom, Ingwer, Nelken, schwarzer Pfeffer*

- 2 TL auf 1 l Wasser, 10 Minuten köcheln, 10 Minuten abkühlen, abseihen, mit Honig und Milch/Sojamilch trinken.

Wirkung: heiß, erwärmt alle inneren Organe

Fencheltee

- 1 EL Fenchelsamen (gemörsert) auf 1 l Wasser 20 Minuten kochen.

Wirkung: warm, erwärmt Milz und Magen,
bei Verdauungsbeschwerden, Blähungen, entgiftet den Darm

Grüner Tee

- 1 l Wasser kochen, 1 Minute abkühlen lassen, 2 TL Tee hinzufügen, 3 Minuten ziehen lassen.

Wirkung: kalt, senkt Nieren-Yang, scheidet Hitze aus,
senkt Cholesterinspiegel, geistig anregend, harntreibend
laut westlichen Studien: antikarzinogene Wirkung („Radikalfänger")

Schwarzer Tee

- Dosierung: laut Angabe auf der Teesorte.

Wirkung: unterstützt die Verdauung, leicht erwärmend, austrocknend,
anregend, harntreibend

Pfefferminztee

- Dosierung: 2–3 frische Blätter auf 1 große Tasse.

Wirkung: erfrischend, kühlt insbesondere Lungen und Nieren, bei
trockener Haut (Sommerhitze), gegen Erkältungen mit Fieber

Kakao

Wirkung: warm, zerstreut Kälte, befeuchtet und baut Chi auf

Kaffee

Wirkung: warm (koffeinhaltig), austrocknend, unterstützt die Verdauung, leitet nach unten, harntreibend

Getreidekaffee

- Dosierung: 2 TL auf eine Kaffeeschale

Wirkung: warm (koffeinfrei!), austrocknend (bei innerer Feuchtigkeit), leitet nach unten

Fruchtsäfte (Birne, Apfel, Orange, Johannisbeere, Zitrone)

Wirkung: erfrischend, baut Säfte auf, baut Chi auf (im Winter ruhig heiß trinken, da die Obstsäfte alle eher erfrischend in der thermischen Wirkung sind)

Kontaktadressen

Beate Schnorrenberger
Heilpraktikerin und Lebensmittelchemikerin
Ernährungsberatung, Zungendiagnostik, Klassische Homöopathie
Südendstraße 9
12169 Berlin
Email-Adresse: b.schno@planet-interkom.de

www.BeateSchnorrenberger.de

Chinesische Medizin (Akupunktur, Chinesische Heilkräuter):
Lifu International College of Chinese Medicine
Prof. h.c. Dr. med. Claus C. Schnorrenberger
Karl Jasper Allee 8
CH-4052 Basel/Switzerland
Email-Adresse: lifu@gmx.ch

Weiteres Buch der Autorin:
zusammen mit Claus C. Schnorrenberger
„Taschenatlas der Zungendiagnostik", Hippokrates Verlag 2002

Bezugsadresse für die Heilkräuter

Lifu International College of Chinese Medicine GmbH
Schmerzklinik Kirschgarten
Hirschgässlein 11–15, 4010 Basel, Schweiz

Register

Abendessen *98–120*
Abnehmen *51–59*

Blase *47*

Chinesische Heilkräuter *58*
Chlorophyll *43*

Desserts *121*
Dickdarm *47*
Doppelcharakter von Nahrungsmitteln *34*
Dünndarm *47*

Eigenverantwortlichkeit *12*
Erde *17*
Erd-Nahrungsmittel *21, 31*

Farben der Nahrung *43*
Feuer *16*
Feuer-Nahrungsmittel *20, 30*
Flavonoide *43*
Frühstück *65–79*

Gallenblase *48*
Ganzheitliches Abnehmen *10–15*
Ganzheitlichkeit *14*
Geschmacksrichtungen *26*
Getränke *122–126*

Hauptgerichte *80–97*
Herz *47*
Herzbeutel *48*
Hohlorgane *26, 27*
Holz *16*
Holz-Nahrungsmittel *19, 30*

Karotinoide *44*
Kreislauf *48*

Lebensmittelgruppen *29*
Leber *48*
Lunge *47*

Magen *47*
Metall *17*
Metall-Nahrungsmittel *23, 33*
Milz *47*

Niere *48*

Organuhr *45–49*

Pankreas *47*

Rezepte *61–126*

Salate *111-120*
Speicherorgane *26, 27*
Suppen *98–110*

Temperaturskala *29*
Thermik der Lebensmittel *39*
Thermische Wirkung *35–44*

Übergewicht *21*

Wasser *18*
Wasser-Nahrungsmittel *24, 33*

Xantophylle *44*

Antje Brockmüller

Traditionelle Chinesische

P u l s d i a g n o s t i k

Eine Annäherung

unter Berücksichtigung des Liedes
„Aus vier Worten das Wesentliche entnehmen"
von Cui Jia-Yan

2001, 101 Seiten, 14 farb. Abbildungen

ISBN 3-87569-181-4

Felice Dunas / Philip Goldberg

Chinesische Liebesgeheimnisse

Alte Weisheiten
für
Glück und Gesundheit

Aus dem Amerikanischen
übersetzt von
Renate Schilling

2004, 301 Seiten – ISBN 3-87569-194-6

Verlag Müller & Steinicke München

www.mueller-und-steinicke.de